Dietrich Peinert / Stefanie Esan

Aus dem Gleichgewicht

Dietrich Peinert / Stefanie Esan

Aus dem Gleichgewicht

Die Geschichte eines Schlaganfalls

Mabuse-Verlag

Bibliografische Information der Deutschen Nationalbibliothek
Die Deutsche Nationalbibliothek verzeichnet diese Publikation in der Deutschen Nationalbibliografie; detaillierte bibliografische Angaben sind im Internet unter http://dnb.d-nb.de abrufbar.

Informationen zu unserem gesamten Programm, unseren AutorInnen und zum Verlag finden Sie unter: www.mabuse-verlag.de.

Wenn Sie unseren Newsletter zu aktuellen Neuerscheinungen und anderen Neuigkeiten abonnieren möchten, schicken Sie einfach eine E-Mail mit dem Vermerk „Newsletter“ an: online@mabuse-verlag.de.

Mit freundlicher Unterstützung durch die Stiftung Deutsche Schlaganfall-Hilfe.

4., unveränderte Auflage 2012

Kasseler Str. 1 a
60486 Frankfurt am Main
Tel.: 069-70 79 96-13
Fax: 069-70 41 52
verlag@mabuse-verlag.de
www.mabuse-verlag.de
www.facebook.com/mabuseverlag

Lektorat: Ulrike Weidner, Freiburg i. Brsg.
Titelbildvorlage und Abbildung auf S. 15 nach einer Federzeichnung von Alfred Pansky, Kiel-Molfsee
Umschlaggestaltung: Ute Osterwalder, Darmstadt
Satz: bLoch Verlag, Frankfurt am Main
Druck: Prisma Verlagsdruckerei GmbH, Saarbrücken
ISBN: 978-3-929106-44-2
Printed in Germany

Inhalt

Vorwort zur 3. Auflage

Dietrich Peinert ist im Januar 2001, 3 Jahre nach der Veröffentlichung von »Aus dem Gleichgewicht«, gestorben. Wir bedauern, dass er den lang anhaltenden Erfolg seines Buches, das nun schon in der 3. Auflage vorliegt, nicht mehr erleben kann.

Frankfurt am Main im Januar 2002

Der Verlag

Vorwort zur 2. Auflage

Das Buch hat seinen Weg zum Leser erfolgreich und schnell gefunden. So muß jetzt bereits nach wenigen Monaten eine zweite Auflage gedruckt werden.

Besonders gefreut hat uns die große Resonanz und Zustimmung bei Menschen, die sich selbst mit dem Thema Schlaganfall auseinandersetzen müssen – als Betroffene, Angehörige oder medizinische Helfer. Ihnen konnte das Buch offenbar Hilfe und Unterstützung bieten.

Die inzwischen verstrichene Zeit hat weitere Erfahrungen gebracht, die wir an einzelnen Stellen einfließen lassen. Sie werden jedoch den bewährten und ursprünglich oft spontanen Charakter des Buches nicht verändern.

Unser Ziel bleibt das gleiche wie in der ersten Auflage: Mögen diese Aufzeichnungen auch anderen Menschen hilfreich sein!

Stein/Kiel
im Sommer 1998

Stefanie Esan
Dietrich Peinert

Geleitworte

Der Schlaganfall zählt auch heute noch zu den häufigsten Volkskrankheiten, an denen mehr als 250.000 Bundesbürger jährlich erkranken. Er ist die dritthäufigste Todesursache der über fünfzigjährigen, und die bei weitem häufigste Krankheitsursache für schwere Behinderungen und Hilfsbedürftigkeit. Diese Zahlen belegen die medizinische und volkswirtschaftliche Bedeutung des Schlaganfalls, sie können aber nicht Leid und persönliches Schicksal der Betroffenen und ihrer Angehörigen deutlich machen.

Das vorliegende Buch von Herrn Dr. Peinert und Frau Esan gibt einen sehr intimen und detailgenauen Einblick in die Erlebniswelt der Patienten und ihrer engsten Vertrauten. Es macht die schmerzlichen Erfahrungen nacherlebbar und weckt Verständnis für die besonderen Probleme dieser Kranken. Herr Dr. Peinert hat sich die Ereignisse um seine Erkrankung und die subjektiven Eindrücke so bewußt wie nur möglich gemacht und kann sie daher dem Leser im Wortsinne nahebringen.

Das Buch macht zugleich Mut und Hoffnung für alle Betroffenen. Künstler wie Otto Dix oder Max Raederscheidt hatten die Gabe, diesen Lebenseinschnitt durch eindrucksvolle Bilder zu verarbeiten. Anderen gelingt dies für sich im stillen. Dr. Peinert hat die Gabe, diese schmerzlichen Erfahrungen durch die Niederschrift zu bewältigen. Allen von dieser Erkrankung Betroffenen wird dieser Erfahrungsbericht Mut geben, ihren persönlichen Weg zur Bewältigung der Erkrankung zu suchen und zu finden. Mehr noch – er gibt Hinweise darauf, daß man durch die Krankheit sogar zu einem neuen Selbstverständnis finden kann.

Was können wir zur Bekämpfung und Bewältigung dieser Erkrankung tun? Die Medizin bemüht sich derzeit, die Frühbehandlung der Erkrankung durch den Aufbau von Schlaganfallspezialstationen entscheidend zu verbessern. Krankenkassen und Politiker sind aufgerufen und stellen sich der Aufgabe, diese Konzepte zur Verbesserung der medizinischen Versorgung zu realisieren. Von Patienten werden allerorts Selbsthilfegruppen aufgebaut. Der Autor hat aus seinen Erfahrungen die Konsequenz gezogen, sich für die Deutsche Schlaganfall-Hilfe einzusetzen. Diese Selbsthilfeorganisation bemüht sich, die Prophylaxe, die medizinische Versorgung und die Nachbetreuung der Kranken durch einen Zusammenschluß der Patienten und Ärzte zu verbessern. Wir alle erwarten durch diese gemeinsamen Anstrengungen in den nächsten Jahren entscheidende Durchbrüche bei der Behandlung und Prävention der Erkrankung.

Ich wünsche diesem Buch eine weite Verbreitung und daß es allen direkt oder indirekt Betroffenen den Umgang mit dieser Erkrankung erleichtern möge.

Kiel, im November 1997

Prof. Dr. med. Günther Deuschl
(Direktor der Klinik für Neurologie der Christian-Albrechts-Universität zu Kiel)

*

Für mich als Arzt, der es sich schwerpunktmäßig zur Aufgabe gemacht hat, im Rahmen der Rehabilitation der vom Schlaganfall betroffenen Menschen den Weg zurück in den Alltag zu ermöglichen, ist das vorliegende Buch von besonderem Wert. Wir Ärzte und Therapeuten haben für die von Herrn Dr. Peinert geschilderten Erlebnisse und Phänomene sehr viele

Fachwörter und Begriffe erfunden, um uns im medizinischen Alltag schnell darüber verständigen zu können, was bei dem Patienten vorliegt. Es herrscht eine beschreibende Sachlichkeit, die sicherlich auch notwendig ist, um effizient eingreifen zu können. Dabei handelt es sich aber um eine ordnende und wertende Betrachtung von außen. In all unseren Fachbüchern fehlt leider weitgehend die Darstellung des Erlebens von innen. Dieses Erleben von innen hat Herr Dr. Peinert in einer literarischen Güte, die Spaß am Lesen weckt, dargestellt; diese literarische Aufarbeitung ist zugleich eines seiner Mittel zur Krankheitsverarbeitung und läßt seinen Weg zurück in den Alltag für ihn selbst nachvollziehbar und erfaßbar machen. Sehr anschaulich kommt in vorliegendem Buch zum Ausdruck, was es bedeutet, wenn das Organ des Menschen, mit dem wir uns üblicherweise an Veränderungen unserer Lebenssituation, in unseren beruflichen und sozialen Bezügen anzupassen versuchen, nämlich das Gehirn, selbst von einer Schädigung betroffen ist. Nur daran, daß etwas anders ist, als man es bisher gewohnt war, merkt man, daß sich etwas geändert hat, daß mit einem »Schlag« etwas in sein persönliches Leben eingetreten ist, was von einer Minute zur anderen alles ändert. Gefangen zu sein im eigenen Körper, der einem nicht mehr gehorcht, mit einem Geist, der nicht mehr versteht und die Welt nicht mehr begreift, mit seelischen Nöten, die gegenüber niemandem zum Ausdruck gebracht werden können – all dies hat der Betroffene so einfühlsam und doch so reflektiert geschildert, daß ein Miterleben für den Leser möglich wird, ohne mitleiden zu müssen. Insofern eröffnet uns Ärzten und Therapeuten dieses Buch die subjektive Dimension des Phänomens Schlaganfall. Frau Esan hat diese subjektive Erlebnisweise ja auch in ihrem Teil gut dargestellt.

Auch für jeden von einem Schlaganfall Betroffenen kann die Lektüre des Buches ein Gewinn sein. Es eröffnet Möglichkeiten zum reflektierten Nacherleben und Verarbeiten des selbsterlebten Schlaganfalls. Es kann helfen, Erlebnisphänomene zu ordnen, zu verstehen und damit zu verarbeiten. Es macht Mut, trotz oder gerade wegen der Behinderung wieder am Alltag aktiv teilzunehmern: Just do it! Diese Einstellung ist nach den Forschungsergebnissen der letzten Jahre zu Lern- und Reparationsvorgängen im Nervensystem die effektivste Grundhaltung, um sich Handlungskompetenz und Bewegungsfreiheit (wieder) zu erwerben.

Weiterhin ist dieses Buch aber auch ein Buch für Angehörige von Schlaganfallpatienten. Der Schlaganfall hat von außen betrachtet, einen geliebten, geschätzten Menschen verändert, ihm einen großen Teil seiner körperlichen, geistigen und seelischen Fähigkeiten und Fertigkeiten geraubt und ihn hilflos gemacht. Diese Hilflosigkeit und die eigenen Hilflosigkeit gegenüber dem »Schlag« weckt ein ungemeines Hilfe- und Fürsorgebedürfnis, was für den Betroffenen seinen Weg zurück in den Alltag zusätzlich erschweren kann. Zudem entstehen im bisher vertrauten Miteinander Störungen, da das, was der eine von außen wahrnimmt, vom anderen von innen ganz anders erlebt wird. Vertrautes ist plötzlich fremd, Fremdes, Ungewohntes plötzlich in irgendeiner Form so selbstverständlich, so tatsächlich. All dies kommt hier in dieser Schilderung so vortrefflich, so miterlebbar und so nachvollziehbar zum Ausdruck.

Das Buch kann daher auch Angehörigen helfen, ihre Gefühle und Erlebnisse im Umgang mit ihrem vom »Schlag« getroffenen Angehörigen zu verstehen, zu ordnen und zu bewältigen.

Nicht zuletzt beinhaltet dies Buch auch einen dringenden Appell an alle Verantwortlichen im öffentlichen Gesundheitswesen. Gerade in einer Zeit, wo über Gesundheit nur noch in Zusammenhang mit Kosten diskutiert wird, weist diese Schilderung eines Betroffenen auch auf unsere gemeinsame ethische Verpflichtung gegenüber Behinderten und Kranken in unserer Gesellschaft hin. Kann und darf die Hilfe für den Weg zurück ins Leben nur danach bewertet werden, was sie kostet und wem und was sie nützt? Der Autor dieses Buches hat seine eigenen Nützlichkeitsüberlegungen angestellt, seine eigene Bewertung von Erfolg gefunden, seine eigene Aufstellung von Aufwand (»Mühe«) und Ertrag (»Lohn«) gemacht. Für mich als Arzt und Mensch ist eigentlich nur diese Art der Gegenüberstellung wirklich menschlich.

Herzogenaurach,
im November 1997

Dr. med. Wilfried Schupp
(Chefarzt der Abt. für
Neurologie und Neuropsychologie
der Fachklinik Herzogenaurach)

Dietrich Peinert

Der Betroffene

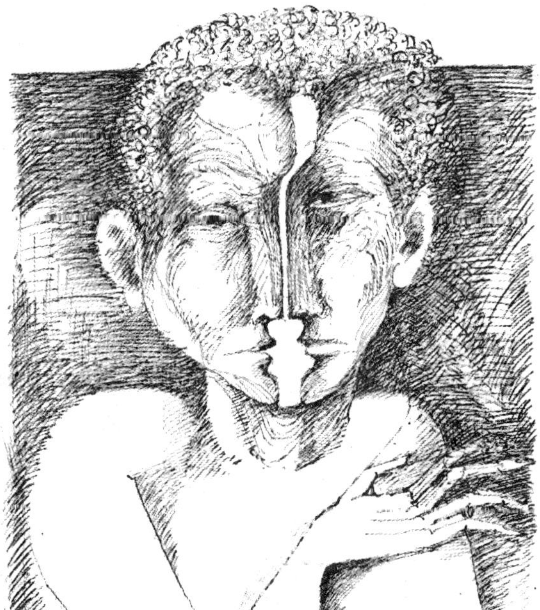

für Irmgard
die mich die ganze Zeit ertragen hat

Vorwort

Dies ist kein medizinisches oder therapeutisches Fachbuch, sondern die sehr persönliche Geschichte einer Erkrankung. Diese hat manche Veränderungen bewirkt und viele Zusammenhänge blieben mir zunächst unklar. So habe ich meiner Gewohnheit gemäß schließlich zu Papier und Feder gegriffen, um mir selbst mehr Klarheit zu verschaffen. Diese Aufzeichnungen waren also für den Eigenbedarf gedacht; schreibend lernte ich selbst mehr über mich und die neue Situation, und ich lernte dabei langsam, besser damit fertig zu werden.

Dem Leser wird nun zugemutet, meine eigenen Wege – auch Irrwege – nachzugehen. Dabei ist zunächst nur an meine engsten Angehörigen und Freunde gedacht gewesen, und es hat sich gezeigt, daß auch sie besser verstehen und besser mit der neuen Lage zurechtzukommen lernten. Einige Abschnitte werden daher besonders von meiner Frau handeln, die gewissermaßen selbst einen Schlaganfall erlitt, nämlich den meinen.

Man hat mir nahegelegt, die Aufzeichnungen doch einem größeren Kreis zugänglich zu machen. Sie könnten auch anderen Menschen hilfreich sein. So mag es denn sein; selbst, wenn hier recht Persönliches preisgegeben wird. Der Text soll ohne große Veränderungen seine ursprüngliche Gestalt weitgehend beibehalten.

Ein Eingeweihter wird sich bei der Lektüre gelegentlich an das Buch von Oliver Sacks, *Der Tag, an dem mein Bein fortging*[1], erinnert fühlen.

Das ist kein Zufall, im Gegenteil, Oliver Sacks' Beschreibung des Grauens vor den Folgen seines Unfalls und dessen Auswirkungen auf seine Befindlichkeit hatte entscheidenden Einfluß auf das Zustandekommen dieser Aufzeichnungen. Sein Buch gab mir den ersten Anstoß, und es gab meiner Frau und mir die ersten Erklärungen für das Befremdliche, das plötzlich mit mir geschah. Daher gab ich meinen Bemühungen um Verständnis zunächst auch den Titel, *Der Tag, als mein Arm mich verließ*. Das war gewolltes Zitat und eine Reverenz an den amerikanischen Neurologen, der als Fachmann beschrieb und interpretierte, was ihm in einer Ausnahmesituation widerfuhr, als er, der Arzt, plötzlich selber schwer betroffener Patient wurde. Ohne seine Darstellung der Probleme wären mir die eigenen gar nicht klar geworden.

Ich habe mich also an Sacks orientiert, selbst wenn die Ursache für seine Krankengeschichte kein Schlaganfall war, und habe an seine Erlebnisse angeknüpft.

Der gesamte Zusammenhang ist aber wohl doch zutreffender und umfassender umschrieben mit dem Titel

Aus dem Gleichgewicht.

Stein an der Ostsee, 1996 Dietrich Peinert

[1] Oliver Sacks, *Der Tag, an dem mein Bein fortging,* Reinbek bei Hamburg, 1991

Der Sturz

An einem Samstag stürzte *Oliver Sacks* während einer Bergtour und spürte, als er mit ernstlich beschädigtem Bein bewegungslos auf dem Boden lag, »die tiefgreifenden Auswirkungen, die diese Verletzung hatte, eine Art von Lähmung und Entfremdung des Beines, die es zu einem Objekt werden ließen, welches mit mir«, so schreibt er, »nichts zu tun zu haben schien. Es war ein Abgrund von bizarren, ja beängstigenden Auswirkungen.«

Am Montag, dem 27. März 1995, stürzte ich, *D. P.*, unversehens nachts, auf dem Weg vom Bett ins Bad. Daß ich einen Schlaganfall erlitten hatte und neben das Toilettenbecken gefallen war, wußte ich in diesem Augenblick nicht. Der Sturz hatte für mich jedoch ähnlich verwirrende Auswirkungen und sollte mich zu ganz ähnlichen Erlebnissen führen, wie sie Oliver Sacks beschreibt.

Diese Nacht erlebte ich unklar, voller Verwirrung und ohne Einblick in das, was wirklich geschah. Auch der zeitliche Ablauf war objektiv wohl teilweise anders, als ich ihn hier aus subjektiver Erinnerung und durch die Krankheit beeinträchtigter Wahrnehmung wiedergebe. Ich erinnere mich vage daran, auf kalten Fliesen gelegen zu haben. Eine Stimme, die ich als die unseres Nachbarn zu erkennen glaubte, sprach beruhigend: »Seien Sie ganz ruhig! Ihre Frau ist hier, der Notarzt ist unterwegs.« Dann spürte ich, wie ich auf eine Trage gehoben wurde, ohne zu verstehen, was eigentlich los war. Ich war zu lang für die Trage, meine Fußsohlen drückten gegen die Fußstützen und schmerzten. Es war kalt, ich fror und mein linkes Bein zitterte. Irgendwann tanzten mir Schneeflocken ins Gesicht. Eine männliche Stimme sprach mich freundlich an und duzte mich. Warum sagte sie *Du*? Ich fragte: »Wer bist Du?« und faßte in ein bärtiges Gesicht. »Ich bin Rolf, Dein Sohn«.

Dann spürte ich die Anwesenheit meiner Frau, und das beruhigte mich. Vielleicht war dies das Ende! Ich zupfte nach unserem abendlichen Ritus an ihrem Ohrläppchen, als ob ich – endgültig – gute Nacht sagen wollte und war innerlich ganz ruhig dabei. So hätte mein Leben zu Ende gehen können, ich war damit zufrieden und spürte keine Angst. Dann drang jedoch ihre Stimme zu mir durch: »Es ist noch nicht soweit!«

In diesem Augenblick war ich in ihre Hand gelegt. Ich fühlte mich entlastet. Nun war ich wieder zurück im Hier und in guter Obhut. Man kümmerte sich um mich und brachte mich in ein freundliches warmes Bett, so daß das Zittern meines Beines langsam nachließ. Mehr nahm ich nicht wahr, nur daß mich die Stimmen meiner Frau und meines Sohnes schließlich ruhig werden ließen. Ich drehte mich wie gewohnt auf die linke Seite, um einzuschlafen. Erst jetzt spürte ich die ersten konkreten Symptome meiner tatsächlichen Situation. Mein linkes Bein gehorchte nicht dem Impuls, es wie gewohnt zur Schlafhaltung anzuwinkeln. Zwar wusste ich nicht, wieso das nicht gelang, ich war aber schließlich zufrieden damit, daß ich das rechte Bein zu Hilfe nehmen und damit das lahme, linke herziehen konnte, so, wie ich es noch heute vor dem Einschlafen instinktiv tue, wenn das linke Bein noch immer nicht gehorcht.

Ich habe später mehrfach mit meiner Frau und meinem Sohn über den Ablauf der Ereignisse in dieser Nacht gesprochen und dabei festgestellt, daß ich nur Bruchstücke des Geschehens wahrgenommen habe. Offenbar bin ich nur gelegentlich, für kurze Augenblicke, aus dem Koma aufgewacht.

Auch die Reihenfolge der einzelnen Bilder ist in meiner Erinnerung nicht richtig gespeichert. Die geschilderte Abschiedsszene fand tatsächlich dann statt, als die Sanitäter mit mir unser Haus verließen und mich in der Eingangstür an meiner Frau vorbeitrugen. Mein Sohn traf mich erst, als der Krankenwagen mich zur Klinik gebracht hatte. Er war noch in der Nacht sofort auf die telefonische Nachricht hin losgeeilt und hatte den Wagen vor dem Eingangstor erwartet.

Ich aber erinnere mich gar nicht, überhaupt aus dem Haus gebracht worden zu sein. Ich weiß nicht, daß der Notarzt mir sofort und noch in unserem Badezimmer eine Tropfinfusion legte, vermutlich mit einem blutgerinnungshemmenden Medikament. Ich weiß auch nicht, daß der Krankenwagen mit Blaulicht die 25 km bis in die Stadt fuhr. Zunächst zur Neurochirurgie für eine erste fachärztliche Untersuchung, um mich erst dann endgültig in die Klinik für Neurologie zu bringen[2]. Eine ärztliche Untersuchung im Krankenhaus ist in meinem Gedächtnis überhaupt nicht gespeichert. Ich weiß nur, daß ich schließlich irgendwo ausgeladen wurde und von der Trage herunterkam, und zwar, weil ich mich an die Erleichterung erinnere, daß nun der Schmerz unter den Fußsohlen aufhörte.

All dies zeigt mir heute, daß die Ereignisse in so einer Ausnahmesituation wie ein fremder Film an einem vorbeilaufen, ohne wirklich aufgenommen zu werden. Ins Bewußtsein und in die Erinnerung dringt nur, was man emotional oder physisch konkret als Schmerz oder als Erregung spürt. Ich kann

[2] Der Notarzt hat – wie mir erst viel später klar wurde – genau die medizinisch richtigen und nötigen Schritte angeordnet und das sogar gegen den ersten und laienhaften Wunsch meiner Frau, mich in das nahegelegene örtlich zuständige Kreiskrankenhaus zu bringen, statt in eine entfernte neurologische Fachklinik. Das war für die weitere, relativ günstige Entwicklung meines Zustandes von entscheidender Bedeutung! (vgl. dazu auch Diener, Mäurer a.a.O., S. 59ff)

also heute nicht beschreiben, was ein Schlaganfall eigentlich ist, und wie man ihn im Augenblick selbst erlebt. Ich dämmerte nach den geschilderten Ereignissen relativ ruhig in einem Krankenhausbett wieder in den Schlaf zurück, aus dem ich einige Stunden zuvor in einen konfusen Alptraum entronnen war.

Die fremde Hand

In dieser ersten Nacht im Krankenhaus passierte mir noch etwas, was mich geradezu mit Grauen erfüllte. Man hatte mich ohnmächtig in ein Krankenhaus und dort in ein fremdes Bett gebracht, ohne daß mir dies zu Bewußtsein gekommen war. Erst später erfuhr ich, daß ich mit einem Schlaganfall in der Neurologischen Klinik lag. In diesem freundlichen, warmen Bett spürte ich plötzlich im Halbschlaf, wie mir eine fremde Hand ins Gesicht faßte. Für einen Moment packte mich Panik, die Hand ließ sich nicht wegschubsen. Sie war an meinem eigenen linken Arm festgewachsen.

Auch bei mir hatte also eine mir unbekannte Macht eine Art von Lähmung und Entfremdung der Hand und des Armes bewirkt, wie es Oliver Sacks empfunden hatte. Es war vor allem die Entfremdung, das heißt der Fremdkörper in meinem Bett, der mich aufs Äußerste ängstigte und mir rational in diesem Moment völlig unerklärlich blieb. Die Hand war fremd, denn sie fühlte nichts und gab mir keine Nachricht von ihrem Kontakt mit meinem Gesicht. Mein Kopf dagegen empfand Ekel und panische Angst vor dem fremden Organ. Er konnte mir auch keine Erklärung geben oder mich beruhigen. Hier wurde jetzt mein bis dahin naives, unbedingtes Selbstvertrauen und das Gefühl der Geborgenheit in der Welt zum ersten Mal einschneidend in Frage gestellt.

An das Erlebnis mit der fremden Hand erinnere ich mich sehr lebhaft und plastisch. Ja, das Unheimliche dieser Begegnung packt mich noch heute, während ich, ein Vierteljahr danach, an der Schreibmaschine meine Erinnerungen sammle und reflektiere.

Es war wohl am folgenden Tag, daß ich einer freundlichen Krankenschwester, die bereit war, dem etwas redseligen Patienten zuzuhören, das Erlebnis mit der fremden Hand erzählte. Man braucht als Patient einfach Menschen, die bereit sind, mit einem zu sprechen. Ich habe während meiner Krankheit immer wieder erlebt, wie wichtig einem solche Menschen werden. Sie helfen durch ihr offenes Ohr und die Anteilnahme, die sich darin ausdrückt, aus Angst und Unruhe heraus. Ich bin heute davon überzeugt, daß die unerwartet große Anteilnahme, die wir an unserer Krankheit erlebten, ganz wesentlich dazu beigetragen hat, daß es mir heute wieder so relativ gut geht. Die Krankenschwester wies mich auf das Buch von Oliver Sacks hin, der mit seinem Bein das gleiche erlebt hatte wie ich mit der fremden Hand, und trug dadurch wesentlich mit dazu bei, mir neurologische und psychologische Zusammenhänge zu erklären, die mir sonst zum guten Teil wohl in bedrohlichem Dunkel geblieben wären.

An dieser Stelle möchte ich einen besonderen Dank aussprechen an die diensthabende Nachtschwester jener Nacht. Auch stellvertretend für all die Schwestern, Pfleger, Ärzte und Therapeuten, die über ihre medizinischen Pflichten hinaus so menschlich und verständnisvoll den kranken Menschen und sogar die verwirrten Angehörigen in ihre Obhut nahmen. Meine Frau berichtete mir später, daß eben jene Schwester sie in dieser Nacht, als sie mich im Krankenhaus zurücklassen mußte, zur Tür begleitete und ihr Trost und Mut zusprach: »So, nun können Sie an sich denken und brauchen sich nicht mehr zusammenzunehmen.« Hier zeigte sich ein keineswegs selbstverständliches Maß an Mitgefühl und Verständnis. Mir ist heute wichtig, dies zu erwähnen, während ich später auch auf Schwierigkeiten in den Beziehungen zwischen Patient und Betreuer zu sprechen kommen muß.

Bei einem plötzlichen Einbruch von Krankheit in eine Familie wird oft die Belastung der Angehörigen neben dem Kranken selbst vergessen. So hatte meine Frau bis zum Eintreffen des Notarztes die volle Last der Verantwortung für mich auf sich gespürt und war dem doch kaum gewachsen. Erst als ich in ärztlicher Obhut war, konnte sie tatsächlich etwas aufatmen und entspannen.

Die Verantwortungs lastete wieder auf ihr, als ich, aus der Klinik entlassen, nach Hause zurückkam. Diesen Aspekt verlieren Kranke und Außenstehende nur allzuleicht aus dem Auge.

Oliver Sacks Beschreibungen waren meinen Erlebnissen sehr ähnlich. So ähnlich, daß ich jetzt mit nur ganz kleinen Änderungen zitiere, was Sacks an der Stelle des Übergangs von der Geschichte seines Sturzes in den Bergen zu seinen Erlebnissen im Krankenhaus beschreibt. Denn seine Beschreibung gilt genauso für mich:

So wurde ich gerettet – und das ist das Ende der Geschichte. In meiner Vorstellung war das, was ich durchgemacht hatte, [eine Grenzsituation] meines Lebens gewesen, mit all den damit verbundenen starken Gefühlen und Gedanken, und nun fand ich mich – zu meiner ungläubigen Überraschung und Freude – ganz eindeutig auf der Erde wieder mit einem ›blöden kaputten Bein [und genauso einem Arm] als Dreingabe‹. Von diesem Punkt an gab es gewissermaßen keine ›Geschichte‹ ... mehr, die den Tagen, die nun folgten, Spannung und Zusammenhang verlieh. Daher ist es für mich schwierig, über sie zu schreiben, oder mich auch nur deutlich an sie zu erinnern ..... Ich war ..... [eingetaucht] in die Banalität einer Alltäglichkeit und, jawohl, die Kleinlichkeit der Welt.

Und dennoch kann ich meine Geschichte nicht hier enden lassen. Denn nun folgt eine weitere Geschichte oder vielleicht ein weiterer Akt. (Sacks a.a.O., S. 37)

Patient sein heißt, geduldig sein

(to be patient)

Wie berichtet man in einer gewissen Ordnung über Banalitäten, Alltäglichkeiten und Kleinlichkeiten der Welt?

Zunächst will ich versuchen, mich an die Stationen meiner Behandlung in verschiedenen Krankenhäusern in zeitlicher Reihenfolge zu erinnern und danach spezifische Aspekte der Krankheit nach eher systematischen Gesichtspunkten beleuchten.

Als die Morgendämmerung am 28. März 1995 durch die zugezogenen Vorhänge des Zimmers Nr. 4 auf der Station I der Neurologischen Klinik kroch, erwachten langsam Bewußtsein und Lebensgeister. Es begann eine Phase der ersten Orientierung, in der ich zur Kenntnis zu nehmen hatte, daß ich krank im Krankenhaus lag. Ich war nicht allein. Neben mir schlief ein offenbar ebenfalls kranker, älterer Herr in einem Bett wie dem meinen. Für einen Moment überlegte ich sogar, ob es vielleicht seine Hand gewesen war, die mich nachts »überfallen« hatte. Vielleicht hatte er sich in der Dunkelheit verlaufen auf der Suche nach der Toilette. Es ist typisch für mich, daß ich sogleich nach einer rationalen Erklärung suchte. Nur half sie nicht viel weiter.

Ohnehin bedrängten mich bald andere und viel kreatürlichere Probleme. Mein Blase meldete sich ziemlich dringend und verlangte die morgendliche Erleichterung. Jetzt war guter Rat wirklich teuer, denn weder Bein noch Arm gehorchten mir und gestatteten mir aufzustehen. Dies war nun genau die

Situation, vor der ich mich seit eh und jeh gefürchtet hatte: hilflos im Krankenhaus zu liegen und auf die Hilfe anderer angewiesen zu sein, und das im Intimbereich!

Die Natur zwang mich jetzt aber sehr schnell zur Kapitulation: Ich klingelte notgedrungen nach der Schwester und fragte verschämt, wo denn hier die Toiletten seien. »Na, da können Sie ja wohl nicht selber hingehen«, war die wenig sensible Auskunft. Statt dessen drückte sie mir die »Ente« in die Hand und verzog sich diskret. Die Natur erzwang ihren Lauf. Geduld half hier gar nichts, und ich fühlte mich gedemütigt und meiner Souveränität beraubt.

Diese Niederlage wollte ich nicht noch ein zweites Mal erleben! Ich nahm mir also fest vor, von jetzt an immer in »freier Selbstbestimmung« selbständig zur Toilette zu gehen. Es ist wahrscheinlich bezeichnend für mich, daß ich dazu tatsächlich bald Mittel und Wege fand. Ich konnte mit Hilfe meines Bettnachbarn einen Rollstuhl, einen fahrbaren »Toilettenstuhl« auftreiben. Dort hinein »hievte« ich mich etwas mühsam über das gesunde Bein und den gesunden Arm. Dann konnte ich nicht nur munter mit dem rechten Bein zur Toilette »rollern«, sondern auch zum Frühstückstisch. Ich glaube, ich habe in den Monaten in der Klinik nicht ein einziges Mal im Bett gefrühstückt.

Daß ich so zu einer Belastung und zum Sorgenkind von Ärzten und Schwestern der Station wurde, ist mir klar geworden, als ich einmal fast auf eine zierliche Schwester gefallen wäre. Sie konnte mich langen Lulatsch nicht auffangen, als ich wieder einmal allein aus dem Bett aufgestanden war und versuchte, zur Toilette zu gelangen.

Es mußte einen entsprechenden Vermerk in meiner Patienten-Akte gegeben haben, denn neue Schwestern, besonders diejenigen im Nachtdienst, beschworen mich regelmäßig, ihnen doch bitte keine Schwierigkeiten zu machen. Wir, die Schwestern und ich, haben später darüber gelacht, als ich aus der Station entlassen werden konnte. Davor habe ich meinen Betreuern wohl eher Kummer bereitet.

I was no patient patient

Daß ich zu derartigen Eskapaden überhaupt in der Lage war, legt den Schluß nahe, daß ich zunächst nur einen leichten Schlaganfall erlitten hatte. Ich habe meine Situation nach einer relativ kurzen Eingewöhnungsphase zuerst nicht sonderlich tragisch genommen. Die schnelle medizinische Versorgung schon zu Hause, die gleich einsetzende fachgerechte Betreuung im Krankenhaus und die bereits am Tag nach meiner Einlieferung angesetzte Krankengymnastik auf neurologischer Grundlage dürften hier wirksam das ihre getan haben. Ich erinnere mich, daß die Krankengymnastin mich schon nach einigen Tagen erfolgreich auffordern konnte, einmal ein paar Schritte allein bis zur Tür zu versuchen.

Es hat ohnehin immer meinem Selbstbild entsprochen, unabhängig zu sein, selbst zu bestimmen, meinen Intimbereich zu wahren und mich zu beherrschen. Daß ich diese Erwartung auch an die mir Anvertrauten, meine Angehörigen, meine Kinder und meine Schüler herantrug, war für sie wohl oft eine starke und ungerechtfertigte Belastung, die nur wenig Rücksicht auf ihre Natur nahm.

Die Schwestern der Station habe ich ohne Not in Schwierigkeiten gebracht, denn sie waren für mich verantwortlich. Was wäre ihnen wohl passiert – und wie wäre es mir selbst ergangen – wäre ich bei meinen Unternehmungen gestürzt und hätte mir etwa einen Oberschenkelhalsbruch zugezogen? Ich habe in meinem individuellen Unabhängigkeitsdrang genausowenig die Situation der Krankenschwestern bedacht wie später die Situation meiner Frau. Patienten sind offenbar nicht nur ungeduldig, sondern auch wenig rücksichtsvoll.

Wie selbstverständlich und dankbar man Hilfeleistungen

in allen Bereichen entgegennehmen kann, wenn man sie wirklich braucht, habe ich im Verlauf meiner Krankheit gelernt. Wie gut, daß es Menschen gibt, die zu solchen »Dienstleistungen« ohne Widerwillen bereit sind, und diese so verrichten, daß man keinerlei Peinlichkeit empfindet, sondern nur Dankbarkeit. Ich habe mich also durchaus verändert während der Krankheit. Wie weit die Veränderungen gehen und ob sie Bestand haben, wage ich heute noch nicht abschließend zu bewerten.

Die Lage

In den nächsten Tagen nahm ich Kontakte auf zur Welt des Krankenhauses und begann meine Lage zu registrieren. Ich hatte einen Schlaganfall, ausgelöst durch ein Blutgerinnsel in der Halsschlagader, das die Blutzufuhr zum Gehirn zeitweilig unterbrochen hatte und weiter bedrohte. Das linke Bein lag gelähmt, meistens friedlich und unnütz im Bett. Es wurde dort nicht gebraucht und bereitete daher vorerst auch keine Probleme.

Ich erinnere mich kaum daran, mir um das Bein zunächst viele Gedanken gemacht zu haben. Solange ich nicht aufstand und selbständig gehen wollte, war dazu auch wenig Anlaß. Die Ärzte prüften zwar Reflexe, das Ausbleiben solcher beunruhigte mich aber kaum. Erst später vermißte ich zunehmend die mir sonst immer so selbstverständlichen und lieben ausgedehnten Spaziergänge. Mein linkes Bein erlaubt mir heute nur sehr eingeschränkte Bewegungsfähigkeit, und dies empfinde ich zunehmend als bedrückenden Mangel.

Erleichtert war dagegen bald festzustellen, daß der Schlaganfall mein Sprachzentrum kaum beschädigt hat. Ich konnte von Anfang an bis heute lebhaft und weitgehend unverändert sprechen. Wer mich nur am Telefon erlebt, kann sich wohl kaum vorstellen, daß mein Gehirn doch schwere Verletzungen davongetragen hat, wie mir die Ärzte erläuterten. Was medizinisch wirklich mit mir los war, registrierte ich nur schrittweise, auch die Ärzte mußten dies erst mit Hilfe gezielter Untersuchungen herausfinden. Dazu gehörten so technische und komplizierte Verfahren wie Computertomographie, Doppler-Sonographie, Magnet-Resonanz-Tomographie u. ä.

Am unangenehmsten ist mir die Angiographie in Erinnerung, bei der eine Sonde über die Leistenschlagader bis an den Thrombus in der Halsschlagader herangeführt wurde und dort mit Hilfe eines Kontrastmittels die Verstopfung in der Karotis auf dem Röntgenbildschirm sichtbar machte. Diese Angiographie verursachte bei mir allem Anschein nach eine Kontrastmittelallergie, löste ein Blutgerinnsel in der Karotis und führte zu einem zweiten, schwereren Schlaganfall, der meinen Zustand merklich verschlechterte.

Im Augenblick des Schlaganfalls habe ich nicht wahrnehmen können, was eigentlich mit mir geschah. Ich erinnere mich an Hitzegefühle an verschiedenen Körperstellen, z.B. im Ohr oder am After, jedoch nicht daran, daß ich auf dem Bildschirm den Weg der Sonde durch meinen Körper verfolgt hätte, wie ich es mir vorgenommen hatte. Ich weiß nur, daß ich schließlich unendlich müde war. Dieser Zustand muß lange angehalten haben. Noch später, nach meinem Rücktransport im Krankenwagen in mein Krankenzimmer, von dem mir nichts ins Bewußtsein drang, muß ich kaum ansprechbar gewesen sein. Den Besuch eines Freundes, der zu dieser Zeit kam, habe ich nicht in Erinnerung, er hat sich auch bald verabschiedet, wie er mir später sagte.

Meine Frau hat an diesem Nachmittag eine deutliche Verschlechterung meines Zustands festgestellt und dann vom Arzt erfahren, daß die Ursache dafür ein weiterer Schlaganfall gewesen war.

Man sieht die Schädigungen im Gehirn nach einem Schlaganfall ja nicht so wie eine offene Wunde. Nur die Folgen sind offenkundig. Die hatten Gott sei Dank meinen Kopf anscheinend zum guten Teil verschont, wie ich anfangs glaubte. Einzig mit der Zeit hatte ich Probleme. Zunächst konnte ich die Uhrzeit nicht mehr von der Stellung der Uhrzeiger ablesen, genau wie auch mein Bettnachbar hier Schwierigkeiten hatte. Wir haben das dann beide geübt und uns gegenseitig abgefragt.

Auch fiel und fällt es mir schwerer als früher, Datum und Tageszeit richtig einzuordnen. Ich habe meiner Ergotherapeutin in der Rehabilitation zu ihrem Erstaunen einmal bereits am Mittwoch ein schönes Wochenende gewünscht und erschien mehr als einmal zu früh zu den Mahlzeiten im Speisesaal. Nun hat zu dieser Verwirrung sicher auch die Reizarmut der Umgebung und die dortige Monotonie der Tagesroutine beigetragen. Was außerhalb der Klinikmauern vor sich geht, rückt in weite Ferne und wird nur noch verschwommen wahrgenommen. Man fällt als Patient ein wenig »aus der Welt«.

Kopfrechnen will bei mir ebenfalls nicht mehr so sicher gehen wie gewohnt. Noch heute, über ein Jahr nach dem Schlaganfall, habe ich Schwierigkeiten beim Geldwechseln und dabei, die Höhe eines Trinkgeldes im Restaurant richtig abzuschätzen. Meist geht dies zu Gunsten der Bedienung aus, sie erhält gelegentlich deutlich mehr, als ihr nach Sitte und Usus eigentlich zugedacht wäre. Meine Frau fragt dann hinterher ganz erstaunt: »Wolltest Du wirklich 15,- DM (manchmal sogar mehr) Trinkgeld geben?«

Also hat das Gehirn bei dem Schlaganfall doch mehr abbekommen, als ich zunächst wahrhaben wollte.

Auch die Sprache lief und läuft nicht immer ganz so flüssig, wie ich es mir gerne einreden möchte; und bei dem Versuch, ein Lied zu singen, gerate ich in ernste Schwierigkeiten. Ich bemerke das alles heute, wenn ich meinen Enkelkindern wie gewohnt eine Geschichte vorlesen will, was ich früher mit »dramatischer« sprachlicher Gestaltung gern tat und zu deren Freude auch gut konnte. Dichterisch gebundene Sprache vorzutragen machte mir früher keinerlei Schwierigkeiten, heute will das nicht mehr zufriedenstellend gelingen.

Mein Mund kann den Speichelfluß inzwischen zwar wieder weitgehend, aber doch nicht immer vollkommen kontrollieren. So machte der Klinikchef seine Studenten bei der Visite auch einmal auf das »faciale« aufmerksam, wie ich am Rande mitbekam, und dabei feststellen mußte, daß mein Gesicht wohl doch etwas schief geworden war.

Aber wenn man das alles weiß, kann man sich darauf einstellen. Meine Frau und ich haben ein stilles Verfahren entwickelt, mit dem sie mich darauf aufmerksam machen kann, wenn ein Essensrest an meinem linken Mundwinkel haftet, ohne daß ich dies spüre. Mit ihrer Hilfe gelingt es mir heute also, manierlich zu essen, ohne daß Anwesende etwas von meinem Problem zu bemerken brauchen. Auch gewisse Vergeßlichkeiten kann man mit etwas Routine schließlich kaschieren. Schon vorher war ich mir meiner einsetzenden Altersvergeßlichkeit bewußt und habe dem mit Merkzetteln gegengesteuert. Diese Technik kommt mir jetzt zustatten.

Problematischer wurde mir bald der linke Arm und die fremde Hand. Ärzte und Schwestern waren ungewöhnlich besorgt um diesen Arm; er sollte sorgfältig auf Kissen gelagert werden, durfte auf gar keinen Fall einfach herabhängen, aber genau das tat er, wenn ich nicht aufpaßte. Er tat es übrigens auch, wenn ich aufpaßte, denn Einfluß konnte ich nur nehmen, wenn ich die rechte Hand zu Hilfe nahm. Ich konnte noch so viel wollen, der Arm wollte sich mit eigener Kraft weder normal heben lassen, noch konnte ich die Finger bewegen. Ich erinnere mich, wie ich mit höchster Willensanspannung den Fingern »befahl«, sich zu strecken; es geschah einfach gar nichts. Der linke Arm weigerte sich zu gehorchen.

Schon dies empfand und empfinde ich als ungeheuerlich. Meine Autonomie als Persönlichkeit wurde dadurch in unerträglicher Weise eingeschränkt. Man stelle sich vor, der eigene Körper gehorcht nicht mehr! Ja, ein Körperteil, der linke

Arm, tut dagegen, was er will, meist völlig gegen die eigenen Absichten. Er rutscht einfach vom Tisch und hängt leblos herab, er baumelt beim Gehen fast obszön vorm Bauch und gibt einen so offen als Schlaganfallopfer preis. Er fällt plötzlich in die Kaffeetasse oder den Suppenteller, er führt einen in die peinlichsten Situationen: Einer Krankengymnastin glitt er einmal von der Schulter, als sie ihn bei der Behandlung dort »parken« ließ, und rutschte, ohne daß ich dies merkte, in die Jackentasche hinein und fast in den Ausschnitt. Wie kann man einer Frau diese Situation erklären?

Der linke Arm war immer wieder unnütz, ein Störenfried, ich muß mich als zeitweilig nicht verantwortlich für ihn erklären.

Und doch, ohne ihn kann ich keinen Brief schreiben, denn er muß das Papier halten, ich kann kein Brötchen aufschneiden, kein Butterbrot schmieren, keine Zahnpastatube aufdrehen und keinen Reißverschluß schließen. Ja, wenn ich mich eines Tages wieder normal, nämlich naß, rasieren will, brauche ich ihn, um die Gesichtshaut zu spannen.

Anfangs mußte ich ihn mit der Rechten festhalten, wenn er nicht ausbüxen sollte. Ich beherrschte ihn nicht mehr, er beherrschte mich. Somit demonstriert der Arm die gravierendste Folge, die der Schlaganfall für mich gehabt hat. In gewisser Weise hat er mir für eine Weile meine autonome Persönlichkeit geraubt.

Ich wurde durch den Arm zu einem Menschen, dem sein eigener Körper nicht mehr gehorchte, ja, ihm teilweise nicht einmal mehr gehörte. Der Arm tat, was er wollte. Er meldete auch keine Kontakte und keine Wärme- oder Kälteempfindungen mehr. Zwar besserten sich diese Ausfälle, statt dessen begann er aber nach der langen Bewegungsarmut im Schulterbereich zu schmerzen und störte mich beim Einschlafen. Ferner konnte ich bei geschlossenen Augen nicht mehr erfühlen, was ich in der linken Hand hielt. Etwa einen Löffel, einen Kugelschreiber, eine Kette? Erst wenn ich sie sah, erkannte ich die Gegenstände.

Aber auch mein Gesichtssinn lieferte mir zeitweilig keine zuverlässigen Daten mehr. Zweimal geschah folgendes beim Abendbrot in der Klinik: Meine Frau fragte mich, ob ich die Wurst nicht essen wolle? Ich fragte zurück: »Welche Wurst?« Ich hatte sie auf der linken Seite meines Tellers einfach nicht gesehen. Genauso erging es mir mit einem Becher Eis, der als Nachtisch links auf meinem Teller stand. Soweit ich das beurteilen kann, scheint dies Problem – die Neurologen nennen es Neglekt – sich zwar gebessert zu haben, aber welcher von meinen fünf Sinnen garantiert mir denn, daß ich jederzeit vollständige und zuverlässige Information über die Welt um mich herum erhalte? Selbst mein Geschmackssinnn verließ mich zeitweilig, alles schmeckte gleich scheußlich. Essen machte keinen Spaß mehr.

Ich bin nicht genügend Theoretiker und Philosoph, um ernsthaft Fragen nach meiner Existenz davon abzuleiten. Wie bei Oliver Sacks riß mich das Ereignis jedoch in ganz gravierender Weise aus der naiven Sicherheit und der festen Überzeugung, völlig, ja unangreifbar gesund zu sein.

Wie leichtfertig man sich solchen Scheinsicherheiten hingibt, zeigt mir im Rückblick die Vorgeschichte meiner Erkrankung. Ich war immer sicher gewesen, mir könne gar nichts passieren, und im Grunde könne jeder Mensch mit jeder Situation fertig werden, wenn er nur genügend wolle. Ich habe lernen müssen, daß dies naiv, ja leichtfertig war.

Es hat, wie ich heute weiß, natürlich Vorwarnungen gegeben. Vielleicht hätte sich manches anders entwickelt, wenn ich diese Zeichen ernst genommen und mich gleich beim Arzt hätte untersuchen lassen. Etwa Mitte März 1995 konnte ich plötzlich einen Zebrastreifen nicht mehr zügig überqueren, mein linkes Bein war lahm und wollte nicht weiter. Da ich vorher im Auto gesessen hatte, meinte ich, das Bein sei nur eingeschlafen vom langen Sitzen, und tatsächlich ging es bald normal weiter. Schon vor dem eigentlichen Schlag fiel ich einmal nachts in der Wohnung und hatte große Schwierigkeiten, wieder auf die Beine zu kommen. Heute weiß ich, daß schon da das linke Bein und der linke Arm mir für eine Weile nicht mehr gehorchten. Spätestens der plötzliche Ausfall eines Teils meines Sehfeldes beim abendlichen Fernsehen am Tag vor dem Zusammenbruch hätte mich stutzig werden lassen müssen. Ich aber meinte in meiner Naivität, es genüge, am nächsten Tag wie gewohnt zum Augenarzt zu gehen.

Hier zeigt sich, wie wichtig bevölkerungsweite Aufklärung und die Einrichtung von Vorsorgeuntersuchungen analog zur regelmäßigen Krebs- oder Lungenvorsorge wären.

Wie es dann in der Nacht des 27. März zu meinem ersten klar diagnostizierten Schlaganfall kam, weiß ich selbst aus eigener Erinnerung nicht. Meine Frau fand mich im Bad auf dem Fußboden liegend, alarmierte Notarzt und Nachbarn. Vielleicht hätte rechtzeitige Vorsorge den Anfall mit all seinen Folgen ganz verhindern können.

Durch den Schlaganfall hatte ich die Basis meiner Selbstbestimmung verloren und habe sie bis heute nicht voll zurückgewonnen. Ohne die Hilfe von anderen, besonders von meiner Frau und meinen Kindern, von guten Freunden und Nachbarn, kann ich nicht existieren. Es hat lange gedauert, bis ich diesen Zustand akzeptieren konnte, er gibt immer wieder Anlaß zu starken inneren Spannungen.

»Vorhölle«

Nachdem die Ärzte durch die verschiedenen Untersuchungen Klarheit über meine Situation gewonnen hatten und ich den zweiten Schlaganfall hatte hinnehmen müssen, wuchs die Besorgnis, aus dem Thrombus in der rechten Halsschlagader könnte sich jederzeit wieder ein Blutgerinnsel lösen, ins Gehirn gespült werden und damit zu weiteren Schlaganfällen führen. Daher kam ich nun Tag und Nacht an einen Tropf mit einem gerinnungshemmenden Arzneimittel, wahrscheinlich Heparin, um das Blut stets flüssig zu halten. »Stets« war durchaus wörtlich zu verstehen, denn ein Stillstand des Tropfes wurde sofort durch ein lautes Alarmzeichen gemeldet, das auch nachts die Pfleger in hektische Aktivitäten versetzte und mich wochenlang immer wieder aus dem Schlaf riss. Jetzt wurde ein Toilettenbesuch tatsächlich zu einem schwierigen Unternehmen, zu dem mindestens zwei Helfer nötig waren, um mich im Rollstuhl in das Bad zu fahren und den Tropf mit mir mitfahren zu lassen. Der zweite Schlaganfall nach der Angiographie hatte meine Beweglichkeit erheblich weiter eingeschränkt, als dies im Anfangsstadium meiner Krankheit der Fall gewesen war. Erst von diesem Zeitpunkt an lernte ich, *alle* Hilfeleistungen des Pflegepersonals ohne inneren Widerstand zu akzeptieren.

Ich habe über vier Wochen lang an jenem lebenssichernden Tropf gehangen. Dieser Zeitraum war sicher der deprimierendste in all den Monaten. Ich war buchstäblich mit Schläuchen an das Rollgestell mit der Infusionsflasche gefesselt und hilfsbedürftiger denn je. Hinzu kam die nicht unberechtigte Sorge vor einem weiteren Schlaganfall und die nur zögernd von mir akzeptierte Notwendigkeit einer Operation der Halsschlagader, die ich als sehr bedrohlich empfand. Die Ärzte hielten die Entfernung des Thrombus jedoch für unumgänglich und angesichts moderner Operationstechniken für weniger riskant, als ich, der chirurgische Laie, mir das vorstellte. Sie suchten jetzt einen OP-Termin und arbeiteten darauf hin, mich operationsbereit zu machen. Dazu gehörten auch physiotherapeutischen Übungen, die sitzend oder im Bett liegend durchgeführt wurden. Dies war gar nicht einfach, weil immer wieder mein Bett und die Halterung für den Tropf umhergeschoben werden mußten. Das Pflegepersonal hatte also viel mit mir zu tun.

Dagegen konnte an eigene Aktivitäten oder gar an selbständiges Gehen vorerst naturgemäß nicht mehr gedacht werden. Ich habe mein Krankenzimmer also für über vier Wochen überhaupt nicht mehr verlassen können. Der zweite Schlaganfall, am 3. April 1995, hatte die Ausfälle merklich verschlimmert. Neben den linksseitigen Lähmungen in Bein, Arm und Hand waren diese Körperteile jetzt weitgehend auch ohne Gefühl. Die Sprechfähigkeit hatte nachgelassen, auch die Geschmacksnerven waren erneut betroffen. Bis in die zweite Aprilhälfte hinein lauten die Kalendereintragungen meiner Frau aus dieser Zeit fast stereotyp: »Keine Besserung«, »D. gleichbleibend«, »noch nicht viel besser«, »kaum Besserung«. Erst ab Ende April kommen die ersten Eintragungen, die eine leichte Verbesserung des Zustandes erwähnen. Das Gefühl kehrte langsam zurück, kleine Eigenbewegungen wurden möglich. Am 21. April heißt es: »Weiter winzig besser.«

Es ist schwer für mich, meine damalige Stimmungslage adäquat zu beschreiben. Ich bin in Versuchung, dies mit einigen Vokabeln zu tun, die Oliver Sacks in seinem Kapitel »Die Vorhölle« gebraucht, um den Zustand »äußerster Hoffnungslosigkeit« zu beschreiben, der ihn – und nun auch mich – zeitweilig befiel. Er spricht hier von der

> *tödlichen Stille der Zeitlosigkeit. Dies ging zunächst mit sehr großer Angst einher, denn ich* [O. S.] *mußte all die Fähigkeiten, vor allem aber den Sinn und die Vorliebe für Aktivität aufgeben. Ich mußte, – und das schien mir schrecklich – den Sinn und das Gefühl für Passivität zulassen.* (Sacks a.a.O., S. 109ff)

Oliver Sacks empfand das als »Demütigung [seines] Selbst«.

> *Mein Zustand in dieser dunklen Nacht war bestimmt durch ... absolute und fundamentale Passivität. In dieser Zeit lautete die Losung: ›sei geduldig!‹ – halt aus. Warte ab und rühr dich nicht!*

Was Oliver Sacks hier über seine Verzweiflung sagt, beschreibt durchaus die Gefühlslage, in der auch ich mich mehrfach nachts im Bett vorfand, wenn ich über meinen Zustand nachdachte, über meine Zukunft, über den Einfluß, den meine Behinderungen zwangsläufig auf meine Frau haben mußten, die in gewisser Weise ja ebenfalls einen – nämlich meinen – Schlaganfall erleiden mußte. Dieses Grübeln nahm mir alle Zuversicht, selbst die Freude, mich an die vielen schönen Erlebnisse meines Lebens zu erinnern. Erinnerungen taten mir weh. Ich empfand es als unerträglich, daß ich solches nie wieder erleben würde. Derartige Depressionen befielen mich in jenen Nächten regelmäßig. Sie verursachten mir Atemnot, Angst und das Gefühl, unbedingt aufrecht sitzen zu müssen und akut Hilfe zu brauchen. So wartete ich regelmäßig ungeduldig auf die frühe Morgenwäsche, zu der die Nachtwache gegen fünf Uhr morgens die Patienten in der Regel aus dem Tiefschlaf wecken mußte und empfing das Morgengrauen mit großer Erleichterung, wenn ich als erstes den Umriß eines großen Baumes gegen das frühe Morgenrot am Himmel erkennen konnte. Dann mußten die Schwestern ja in wenigen Minuten kommen.

Einmal konnte ich dies Gefühl, zur Passivität verurteilt, ja gefesselt zu sein, nicht mehr aushalten, und ich klingelte so gegen Mitternacht nach der Schwester. Was hätte ich ihr als Grund für meinen Notruf nennen können? Ich entschied mich für die Wahrheit und beichtete meine unruhigen Ängste. Sie hat mich aufgerichtet und dann etwa eine Stunde auf meiner Bettkante gesessen und mir zugehört. Das erleichterte mich, und ich war selten so dankbar für Verständnis und Hilfe. Seitdem erhielt ich ein Schlafmittel und habe dann die Nächte ruhiger und besser überstanden.

Operation

Schließlich hielten Neurologe und Chirurg eine Operation der rechten Karotis offenbar für durchführbar. Sie fanden einen Operationstermin für mich in der Chirurgie. Das war Anfang Mai 1995, also etwa acht Wochen nach dem Schlaganfall und der Aufbauphase in der Neurologie. In dieser Zeit war ich durch die Tropfinfusion zunächst noch zu weitgehender Passivität verurteilt gewesen. Einzig in den letzten Tagen wurde ich vom Tropf erlöst, und die für mich wichtige Gerinnungshemmung des Blutes sollte nunmehr durch Tabletten garantiert werden. Gleichzeitig intensivierten sich die physiotherapeutischen Aktivitäten, um vor der Operation möglichst viel Selbständigkeit bei gleichzeitiger Risikominimierung für mich zu erreichen.

So wurde ich also am 16. Mai 1995 in die Gefäßchirurgie verlegt. Davor erhielt ich ein Wochenende Urlaub nach Hause. Dies war nach fast zwei Monaten der erste Ansatz von Eigenaktivität und gerade dadurch ein besonderes Erlebnis, über das noch zu berichten sein wird.

Der Umzug aus der inzwischen vertrauten Umgebung der Neurologie in das Neuland der Chirurgischen Universitätsklinik bedeutete eine weitaus stärkere Veränderung, als ich vermutet und für möglich gehalten hätte. Es war nicht nur ein Auszug aus einem alten, aber überschaubaren und in vieler Hinsicht auch freundlichen Milieu. Wie mir später klar wurde, hatte ich hier geradezu ein Gefühl von Heimat und Geborgenheit entwickelt.

Das wurde jetzt anders. Ich kam in einen modernen Großbau mit steriler, klinisch sauberer Umgebung und entsprechend auch distanzierterem, unpersönlicherem Klinikpersonal. Ich glaube, ich habe hier keine einzige Schwester wirklich mit Namen kennengelernt, so daß ich sie wiedererkennen würde. Ich spürte auch nicht, daß die Schwestern etwa physiologisch oder psychologisch auf die Besonderheiten gerade von Schlaganfallpatienten eingestellt waren, so wie dies in der Neurologie ganz sicher der Fall war.

In der Chirurgie lagen auch Patienten mit anderen medizinischen Bedürfnissen. Sie warteten, zum Teil längere Zeit, auf die Transplantation von Herz, Lunge oder anderen inneren Organen, auf Bypässe am Herzen und weitere chirurgische Eingriffe. Dazwischen lag ich mit einer Gefäßoperation an der Halsschlagader. Alles Notwendige wurde effizient, kompetent und insgesamt auch flüssig abgespult, ohne daß sich ein persönlicher Kontakt entwickeln konnte. Dabei waren besonders die Ärzte durchaus freundlich, voll informationsbereit. Sie gingen auf Fragen ein, nahmen sich Zeit für den einzelnen Patienten, jedoch wurde man den Eindruck einer gewissen allgemeinen Gehetztheit nicht los. Organisation, ja Überorganisation schien hier das eigentliche Problem zu sein. Ein Gewusel, in dem ich mir fremd und oft verlassen vorkam.

Allein die Aufnahme in diese Riesenklinik erwies sich als schwierig. Hatte die Neurologie mich als Bewußtlosen nachts ohne Verzögerung in ein Krankenbett bringen können, so erwies sich so etwas in der Chirurgie als offenbar nicht durchführbar.

Schon die Anfahrt, diesmal von zu Hause aus und daher im privaten PKW, war für meine Frau als Ortsfremde ungemein schwierig. Erst nach längeren Irrfahrten fanden wir schließlich einen Klinikeingang, der den richtigen Zugang zur Station zuließ, aber keine Parkmöglichkeit. Wir hielten schließlich einfach in der Nähe eines Tors, das ich mit meiner

Gehbehinderung und mit Hilfe meiner Frau irgendwie erreichen konnte, waren dort aber den anrollenden Krankentransporten im Wege.

Als weitgehend hilfloser und bewegungsunfähiger Patient gelangte ich zu dem festgelegten Termin in einem unter Schwierigkeiten auffindbaren Rollstuhl zunächst nur in die riesige Wartehalle der Klinik. Meiner Frau gelang es schließlich, Hilfe herbeizutelefonieren, um das Gepäck aus dem Wagen heranzuschaffen. Hier mußten wir sitzend inmitten von einem Haufen Koffern und Taschen lange warten, nur um schließlich zu erfahren, daß meine Aufnahme erst für den folgenden Tag vorgesehen war. So fuhren wir wieder nach Hause, ohne auch nur einen Arzt gesehen zu haben.

Nachdem mein Arzt in der Neurologie vorher einige Sorgen gehabt hatte, mich so ganz ohne medizinische Beobachtung bis zur kurz darauf vorgesehenen Übersiedlung in die ärztliche Betreuung der Chirurgie nach Hause zu entlassen, war es vermutlich nicht ganz ohne Risiko, daß ich jetzt von der Chirurgie ohne erneute ärztliche Überprüfung aus rein organisatorischen Gründen einfach mir selbst überlassen und wieder nach Hause geschickt wurde.

Die endgültige Aufnahme gelang am nächsten Tag, mit erneut langen Wartezeiten in der Eingangshalle, unter ähnlichen Schwierigkeiten.

Das Chaos wie bei der Aufnahme setzte sich im Klinikalltag fort. Ich wurde zum Beispiel einmal zum Röntgen geschickt, das heißt, ich mußte von einem Pfleger im Rollstuhl in den Keller gefahren werden. Der Pfleger verschwand darauf wieder. Eine Röntgenassistentin wollte die Aufnahmen machen, aber es war nicht daran gedacht worden, daß ich nicht selbständig stehen konnte. Wie konnte ich denn nun in Position vor dem Röntgenschirm gebracht werden, ohne die Assistenz des inzwischen verschwundenen Pflegers? Dem war dies Problem offenbar auf der Station nicht mitgeteilt worden. Hilfe zu bekommen, erwies sich als schwierig, weil ein anderer Helfer nicht so einfach herbeitelefoniert werden konnte.

Irgendwie lösten die Röntgenassistentin und ich das Problem dann in Eigenregie durch Improvisation. Aber danach stand ich etwa eine halbe Stunde im Rollstuhl auf dem leeren Flur, mit den Röntgenfotos in zwei riesigen Umschlägen auf dem Schoß, die mir immer wieder von den Knien zu rutschen drohten und die ich mit meinem lahmen Arm kaum halten konnte.

Meine Fahrbereitschaft war verschwunden, war auch nicht ohne weiteres heranzurufen, während inzwischen zwei Pfleger meiner Station an mir vorbeigingen, aber offenbar nicht klar genug auf mich angesetzt worden waren und mich daher verpaßten. Wenn nicht schließlich zwei andere zufällig vorbeikommende Schwestern mich einfach mitgenommen hätten, hätte ich vielleicht die Nacht auf diesem Flur verbringen müssen, der zufällig vor dem OP war. Aber am nächsten Morgen hätten die Ärzte mich zur Operation dort doch wohl richtig vorgefunden, wie mir die Röntgenassistentin scherzhaft versicherte. Sie hatte noch in ihrem Raum zu tun gehabt, und mich zufällig auf dem Flur entdeckt, auf den sie mich 30 Minuten vorher geschoben hatte in der Überzeugung, daß ich auf ihren pflichtgemäß absolvierten Telefonanruf von der Station längst abgeholt worden sei.

Am Tag davor war ich Zeuge geworden, wie eine Bekannte aus meinem Heimatdorf, die als Patientin dort war, einen ganzen Nachmittag lang auf dem Flur im Krankenbett auf ihren Transport in ein Krankenhaus in einer anderen Stadt gewartet hatte. Sie war aus ihrem Zimmer herausgeschoben worden, weil ich dort für die Operation am nächsten Morgen schon gegen Mittag eingeliefert worden war.

Daß ich eigentlich nicht aufstehen oder selbständig zur Toilette gehen sollte, wie in der Neurologie für mich aus gutem Grund die Regel, galt hier nicht. Ich habe mir mit ziemlich viel Mühe nach einem Abführmittel den Weg zur Toilette über einen sicher über fünfzig Meter langen kahlen Flur ohne Hilfe selber bahnen müssen und mich mit einem Krückstock sehr unbeholfen über den ganzen Weg geschleppt. Den Schwestern schien dies durchaus normal zu sein. Denn hier galt ohnehin: Nach einer Operation so schnell wie möglich hoch! Was ja einerseits durchaus seinen Sinn haben mag, daß für mich als Schlaganfallpatienten möglicherweise vor der Operation andere Regeln gelten konnten, war hier nicht bekannt. Hinter all dem steckte kein böser Wille, nur Organisationschaos.

Mein Operateur, der mich pflichtgemäß auf die Operation am folgenden Tag vorbereiten wollte, entschuldigte sich im letzten Augenblick sehr freundlich und mit der Bitte um mein Verständnis. Er könne dies nicht selber tun, weil er ein Staatsexamen durchzuführen habe. Sein Assistent werde mir alles genauso eingehend und kompetent erklären. Das tat dieser dann auch und erhielt meine Einverständniserklärung für die Operation durch seinen Chef. Dadurch habe ich den Mann, dem ich wenige Stunden später mein Leben unter seinem Skalpell anvertrauen mußte, kaum kennengelernt.

In der Neurologie hatte mein Arzt, der Chef, trotz mannigfaltiger Verpflichtungen immer Zeit für mich, gelegentlich sogar zu einem privaten Klönschnack.

Wenn all dies auch kritisch klingen mag, so war die Operation selbst und die Vorbereitung der Anästhesie in der Art und der Ruhe, mit der alles angepackt wurde, vorbildlich, sehr beruhigend, und – was schließlich das wichtigste ist – in jeder Beziehung erfolgreich. Meine rechte Halsschlagader war am nächsten Tag frei von Verstopfungen, mein Gehirn erhielt wieder ausreichend Sauerstoff und wurde während der mehrstündigen Operation offenbar immer gut damit versorgt. Ich war auf der Intensivstation bis zum Aufwachen aus der Narkose und dem Transport in mein Zimmer in guter Obhut und wurde auch hervorragend betreut, als es später mit dem Katheter Schwierigkeiten gab. Die Wunde verheilte erstaunlich schnell, die Narbe fällt kaum auf. Es ist, soweit ich das beurteilen kann, offenbar erstklassige Arbeit geleistet worden; wenigstens fühlte ich mich gleich nach der Operation wohl und konnte sechs Tage später bereits nach Hause entlassen werden, ohne daß je eine Komplikation auftauchte.

Es ist festzuhalten, daß die Operation entscheidende Voraussetzung für die Besserung meines Zustandes gewesen ist. Für sich allein konnte sie natürlich die Lähmungen als Folge des Schlaganfalls nicht beseitigen. Sie stellte jedoch nunmehr die ausreichende Versorgung des Gehirns mit Sauerstoff sicher und sorgte dafür, daß sich aus einem Blutpfopf in der Halsschlagader nicht länger Gerinnsel lösen und zu einem weiteren Schlaganfall führen konnten.

Der behandelnde Chirurg, sicher ein Meister seines Faches, hätte am liebsten auch die linke Karotis, die nach wie vor eine Stenose hatte und damit ein Risiko für mich barg, gleich danach ebenfalls operiert. Aber dies ist dann im Einvernehmen mit meinem Neurologen wenigstens vorerst ausgesetzt worden, weil dieser das Risiko einer erneuten Operation höher einschätzte als das Risiko eines neuen Schlaganfalls durch die Verengung in der linken Karotis, solange mein Zustand unter regelmäßiger Kontrolle blieb und ich regelmäßig gerinnungshemmende Medikamente (ASS 300) nahm. Mit diesem Zustand mußte ich nunmehr leben, bis zwei Jahre später die weiter unten dargestellten Ereignisse eintraten.

Reha

Es folgten darauf fünf Wochen Rehabilitation in einer dafür vorgesehenen Spezialklinik mit Krankengymnastik, Ergotherapie, Massagen, Bewegungsbad und Diät.

Über diese, meine erste Rehabilitationskur möchte ich hier nur kurz berichten. Alle dort vorgesehenen Maßnahmen waren hilfreich und haben dazu beigetragen, daß ich vorbereitet wurde auf die Wiederaufnahme eines Lebens in Freiheit und zu Hause.

Anders als bei späteren Rehabilitationsmaßnahmen sind auch Schwächen dieser vorerst abschließenden Behandlungsphase festzuhalten. Sie lagen weniger in den einzelnen Behandlungsteilen, sondern mehr in der Gesamtorganisation, die Leerläufe nicht zu vermeiden wußte. Man sollte organisatorisch vermeiden können, daß ein Kurbeginn von der Klinik auf den Donnerstag vor Pfingsten gelegt wird, so daß man nach seiner Ankunft bis zum Pfingstmontag, also fünf lange Tage lang, ohne jede Kuranwendung bleibt, sich ohne rechte Einweisung langweilt und nur Zeit vertrödelt!

Auch bemerke ich erst jetzt so richtig, daß 30 Minuten pro Gymnastikeinheit einfach zu kurz sind. Ergotherapie und Krankengymnastik, die ich für die wirkungsvollsten Therapiemaßnahmen zur Behebung von Lähmungen nach einem Schlaganfall halte, hätten meines Erachtens noch mehr bringen können, wenn sie jeweils als doppelt so lange Einheiten, nämlich für 60 statt nur 30 Minuten verordnet worden wären. Ich habe inzwischen spüren können, daß so eine Behandlung zwar anstrengender, aber deutlich intensiver und erfolgreicher ist.

In dieser Reha-Klinik bekam ich den ersten Kontakt mit einer ganzen Reihe von anderen Schlaganfallpatienten. Ich konnte erst hier vergleichen und feststellen, wieviel schlimmer ein Schlaganfall für den Betroffenen sein kann, als ich es erleben mußte. Wenn man sieht, wie andere Patienten völlig hilflos angeschnallt in ihrem Rollstuhl eher liegen als sitzen, wie sie sich weder allein bewegen noch allein essen noch gar verständlich sprechen können, dann wird man ganz bescheiden und zufrieden, wenn man »nur« etwas schwerfälliger zu Fuß ist und »nur« etwas unbeholfener mit der Hand und dem Arm geworden ist. Für mich war das vielleicht an dieser Stelle der wichtigste Therapieerfolg mit Langzeitwirkung: Wenn ich später zu Hause unzufrieden mit meinem Zustand und ungeduldig wurde, rief ich mir die Bilder meiner Mitpatienten aus der Reha-Klinik ins Gedächtnis.

Ich habe fast durchgehend in den verschiedenen Kliniken und zuletzt zu Hause Krankengymnastik gehabt. Dabei bekommt man auch als Patient ein wenig Einblick in das, was mit einem gemacht wird. Ich war anfangs erstaunt über die sanfte Art der neurologischen Behandlung nach Bobath. Nur kann auch diese Art der Gymnastik im Einzelfall von Therapeut zu Therapeut durchaus unterschiedlich sein und gar anstrengend für den Patienten werden sowie einen kräftigen Muskelkater verursachen. Meine Krankengymnasten haben es aber immer bewußt, ja fast peinlichst vermieden, mir Schmerzen durch die therapeutischen Bewegungen zuzufügen.

Dies gilt mit einer Ausnahme: In einem Fall hat mir die Therapie bewußt und erklärtermaßen gewollt Schmerzen als – vermeintliche – therapeutische Notwendigkeit zugefügt.

Mein linker Arm ließ sich durch die lange Zeit der Bewegungslosigkeit nicht mehr über den Kopf hinweg bewegen.

Nach meiner Entlassung aus der Klinik für Neurologie geriet ich an eine Art von Therapie, die den Oberarmmuskel bewußt dehnen wollte und und mir dabei zumutete, erhebliche Schmerzen im Oberarm, etwa beim Muskelansatz am Knochen, zu ertragen. Die Beweglichkeit hat sich bei den relativ wenigen Behandlungen allerdings nicht gebessert, dagegen blieben die Schmerzen, als ob mir hier eine Verletzung zugefügt worden war, die nicht heilen wollte. Diese Schmerzen wurden immer lästiger, sie störten mich schließlich nachts im Bett gar beim Einschlafen. Sowohl mein Arzt als auch meine jetzige Physiotherapeutin haben hier eine Gefahr für mich erkannt und auf umgehende Behandlung des entstandenen Traumas gedrängt. Ganz offenbar lag hier ein Behandlungsfehler vor, der sicher in der guten Absicht unterlaufen war, mir langfristige Besserung zu schaffen, der aber unnötige Verletzungen verursacht hatte, die nunmehr in ziemlich aufwendiger und lang andauernder Behandlung gebessert werden mußten. Ich bin heute sehr dankbar dafür, daß dies meiner jetzigen Therapeutin mit viel Mühe fast völlig gelungen ist. Gewisse Reste hemmen zwar noch immer die Bewegungsfreiheit meines Armes, aber es geht weiter voran. All dies wäre bei besserer Ausbildung der vorhergehenden Therapeutin im Krankenhaus wohl vermeidbar gewesen.

Mitte Juli 1995 verließ ich die Reha-Klinik und bin nach Hause zurückgekehrt. Ich hatte das Glück, hier unmittelbar nach der Rückkehr sehr kompetente und hilfreiche individuelle Krankengymnastik für mich zu arrangieren. So konnte die Rehabilitation sofort fortgesetzt werden. Sie mußte es auch, wenn der bisherige Erfolg nicht durch Untätigkeit gefährdet werden sollte, das haben die Ärzte mir gegenüber immer wieder betont.

Meine Bewertung des damaligen Rehabilitationsstandes bei der Rückkehr aus dem Krankenhaus war zunächst durchaus ambivalent: Verglichen mit den ersten Wochen meiner Krankheit hatte ich nach der Rehabilitationsbehandlung enorme Fortschritte gemacht. Das bestätigten mir meine Angehörigen und Freunde immer wieder spontan: Ich konnte mich, wenn auch etwas unbeholfen und unsicher, selbständig fortbewegen, mich ohne Hilfe anziehen, konnte selbständig essen, bald sogar wieder die Tastatur meines PC halbwegs flüssig bedienen.

Somit hätte ich allen Grund gehabt, zufrieden zu sein. Allerdings durfte ich dann nicht vergleichen mit dem Zustand vor dem Schlaganfall. Die lange Bewegungslosigkeit hatte zu den erwähnten Schmerzen in der Schulter geführt, die mich beim Einschlafen störten. Ich beherrschte weder den linken Arm noch das linke Bein wie gewohnt. Mein Bein war müde, ich schlich eher als daß ich ging oder ausschritt. Hemmend waren die krampfartigen Spannungen im Arm, wenn ich gähnte, oder aber den Arm gezielt einsetzen wollte. Hemmend waren auch krampfhafte Verspannungen im linken Bein, die spontan bei Kälte oder bei Anstrengungen einsetzten und ganz allgemein das natürliche Ausschwingen des Spielbeins verhinderten. All dies ist auch zu dem Zeitpunkt, zu dem ich dieses zu Papier bringe, neun Monate nach dem Schlaganfall, nicht völlig behoben. Es kann mich noch immer rasend machen, wenn ich Papiere oder Sonstiges aus der Hand verliere oder plötzlich hinfalle, weil ich meinen linken Fuß vor der Belastung als Standbein nicht richtig hingestellt habe, wozu dieser teilweise noch immer die Hilfe meiner rechten Hand braucht; er bleibt gelegentlich einfach dort stehen, wo er war, und ich bemerke dies nicht einmal.

In der Zwischenbilanz zum Jahresende 1995 wird deutlich, wie unendlich langsam der Fortschritt voranschreitet und daß immer wieder auch Rückfälle zu verkraften waren. Ich erinnere mich an Mitpatienten in der Rehabilitationsklinik. Einer saß noch nach Jahren im Rollstuhl, hatte Sprachstörungen und brauchte die ständige Hilfe seiner Frau. Bei einem anderen waren die Finger einer Hand noch drei Jahre nach seinem Schlaganfall fast ständig zur Faust verkrampft und dies besonders dann, wenn er sich in der Gruppengymnastik um möglichst eifrige Teilnahme bemühte. Die Faust war dann manchmal weder durch ihn selbst noch durch Kraftanstrengungen der Therapeutin wieder zu öffnen.

Bezeichnend scheint mir, daß bei mir die Öffnung von Fingerkrämpfen von Anfang an immer wieder nicht durch Kraftanstrengungen, sondern nur durch sanftes Streicheln gelang.

Meine Hoffnung für die Zukunft stützt sich nun auf zweierlei: Einmal darauf, daß es der erfahrenen neurologischen Physiotherapie gelingen möge, ungewollte Spasmen weiter abzubauen. Das zentrale Bemühen dieser Krankengymnastik lag immer wieder darin, meine verkrampften Finger zu entspannen, und sie hatte damit auch Erfolg. Zum zweiten hoffe ich, daß ich verstärkt auch die linke Körperhälfte wieder in meine Alltagsbewegungen einbauen kann, so daß mein Körper sich an einmal beherrschte Bewegungsabläufe erinnert und diese dann wieder »automatisch« einsetzt, wenn ich ein bestimmtes Ziel durch eine Bewegung erreichen will. Ich habe ja auch früher nicht über den isolierten Einsatz einzelner Muskeln nachgedacht, sondern ich wollte etwa ein Glas Wein an den Mund führen oder zur Tür gehen: Bein, Hand und Arm spulten dann von selber den komplexen und komplizierten Vorgang an Muskelbewegungen ab.

Es gilt, diesen naiven selbstverständlichen Zustand wieder zu erreichen. Erste Erfolge kann ich in dieser Richtung beobachten.

Die Zeiten der Behandlung in Krankenhäusern lagen mit dem Hochsommer 1995 vorerst hinter mir. Damit war ich aber noch nicht gesund. Sowohl physisch als auch psychisch blieb noch viel zu tun. Ich werde nunmehr die chronologische

Darstellung verlassen und mich mit einigen grundlegenden Aspekten des Krankheitsbildes Schlaganfall beschäftigen, die ich als typisch erfahren habe.

Tonus

Es gibt kaum einen medizinischen Terminus, den ich während der Untersuchung und der Behandlung meines linken Armes oder auch meines linken Beines so oft gehört habe, wie das Wort Tonus. Ein Fachlexikon definiert Tonus als »Spannung«, bzw. »den normalen, durch Nerveneinfluß bedingten Kontraktionszustand der Muskeln«. Was dies konkret bedeutet, ist mir lange nicht recht klar geworden. Wenn mein Bein einfach so dalag oder die Finger meiner linken Hand sich trotz größter Willensanstrengung nicht bewegen ließen, so war dies offenbar durch die Abwesenheit von Tonus bedingt. Die geschädigten Nerven meines Gehirns konnten nicht mehr für den nötigen Tonus sorgen.

Ich hatte einmal gelesen, daß Gehirnzellen bei Blut- und Sauerstoffmangel in kürzester Zeit absterben und, anders als andere Zellen, auch nicht die Fähigkeit haben, sich zu regenerieren. Demnach hätte ich keine Aussicht gehabt, den Schaden auszuheilen. Ich wäre also zur endgültigen Resignation verurteilt gewesen! Zum Glück konnte mich mein Arzt in dieser Hinsicht etwas beruhigen und mir die Hoffnung machen, andere Zellen würden lernen, die Funktion der geschädigten zu übernehmen. So entließ er mich später in die Rehabilitation mit den tröstlichen Worten: »Ihr Gehirn lernt jetzt täglich dazu«. Diesen Lernprozess sollte vor allem Krankengymnastik auf neurologischer Grundlage fördern.

Wie so manches in dieser Krankheitsgeschichte, kam auch hier vieles langsamer und anders, als von mir erwartet. Zunächst mußte ich also auf die Rückkehr des Muskeltonus warten. Über Wochen konnten weder Therapeuten noch ich selber einen Tonus feststellen, solange ich am Tropf vor mich hindämmerte. Erst als ich nach quälend langer Wartezeit schließlich vom Tropf loskam – welche Erleichterung! – konnte Krankengymnastik richtig angesetzt werden.

Freundliche Besucher hatten mich in Hinsicht auf die Erfolgsaussichten der Behandlung inzwischen »aufgebaut« und Erwartungen geweckt: »Da ist noch viel drin!« – »Du mußt nur wollen und kräftig mitarbeiten.« Ich nahm mir Vorbilder, Menschen, die nach einem Schlaganfall oder auch durch schwere Kriegsverletzungen einmal ähnlich hilflos gewesen waren wie ich und die es geschafft hatten.

Meine Vorstellung von »wollen« und »kräftig mitarbeiten« ging in die Richtung von: Kniebeugen und Liegestützen. Dies war aber schon deswegen völlig ausgeschlossen, weil der fehlende Muskeltonus solchen Krafteinsatz zunächst ausschloß. Derartige Befehle meines Gehirns hätten die Muskeln gar nicht ausführen können. Ferner ging es zumindest anfangs ja nicht in erster Linie um Muskelaufbau, wie beim Body-Building! Ich war sehr erstaunt, ja zunächst fast enttäuscht, als die Krankengymnastik nach der neurologischen Methode Bobath meiner Einschätzung nach ungewöhnlich sanft ansetzte und – statt mich zu fordern – eher angenehm entspannend war. Die Therapeutin umfaßte mich von hinten und führte meinen Körper durch den ihren in sanften Bewegungen. Erst langsam begriff ich, daß dies die einzig mögliche und Erfolg versprechende Methode sein konnte; daß meine Nerven nur so wieder in die früher einmal gelernten Bahnen finden konnten, um wieder normale Muskelaktivitäten zu ermöglichen. Erst in einem späteren Stadium erwies es sich auch als nötig, die durch die lange Pause erschlaffte oder degenerierte Muskelkraft wieder aufzubauen. Auch die Bobath-Gymnastik konnte dann durchaus anstrengend werden und zu Muskelkater führen. Bloße willentliche Anstrengungen führten jedoch zunächst nur zu Krämpfen, und die verhinderten normale, flüssige Bewegungsabläufe. Mein Bein oder mein Arm begann dann zu schlenkern, wie ich es früher bei Schlaganfallpatienten schon mehrfach als typisch beobachtet hatte.

Krämpfe

Die erste, lange Periode absoluter und fundamentaler Passivität war unter anderem gekennzeichnet gewesen durch die beschriebene Unfähigkeit, auch nur eine Bewegung der betroffenen Körperteile willentlich herbeizuführen. Sie endete unerwartet mit einer plötzlichen Bewegung des linken Arms. Ich mußte kräftig gähnen, und ohne mein willentliches Zutun hob sich der linke Arm, bog sich das Ellbogengelenk, spannten sich Zeige- und Mittelfinger. Diese Bewegungen hatten etwas Krampfartiges und haben dies auch heute noch. Ich kann bis heute nicht mehr gähnen, ohne daß sich mein linker Arm von selbst in Bewegung setzt.

Oliver Sacks hat bei sich vergleichbare Beobachtungen gemacht, bei ihm gingen diese ersten krampfhaften Bewegungen mit kurzen heftigen Schmerzen einher. Auch ich fühlte dabei oft Schmerzen, vielleicht nicht so heftig, wie dies bei ihm der Fall gewesen zu scheint.

Er bewertete diese Bewegungen in seinem Buch so:

Die Gefühle, die sie hervorrufen, sind ambivalent: zum Teil Angst, zum Teil Hoffnung. Offensichtlich sind diese Empfindungen pathologisch. ...sind vielleicht (aber) die ersten Lebensfunken und könnten darauf hindeuten, daß der Muskel sich bereit macht zu reagieren. (Sacks a.a.O., S. 118)

Ich habe auf dies Lebenszeichen ebenfalls zunächst positiv und erfreut reagiert, hatte aber bald auch Zweifel, ob diese Krämpfe positiv zu bewerten waren. Nicht nur Arm und Finger haben auf Reize zunehmend krampfhaft reagiert. Kälte und Anstrengung lösen noch heute Verspannungen des linken Beines aus. Und diese Spastizität verhindert dann geradezu den normalen und angestrebten glatten Bewegungsablauf. Je mehr ich mich bemühe, desto weniger kann ich normal gehen und desto ungeschickter werde ich. Wenn ich dem Arzt zum Beispiel die inzwischen erworbene Geh-Fähigkeit vorführen soll oder mit der linken Hand einen Bissen elegant und gesellschaftsfähig mit der Gabel zum Munde führen will, dann verspannt sich mein linkes Bein, der Streckmuskel verkrampft, oder die Hand schlenkert hinauf in die Kopfgegend, nicht selten, ohne dann mit der Gabel den Mund überhaupt zu treffen.

So war denn das ursprüngliche Fehlen eines jeglichen Muskeltonus offensichtlich abgelöst worden durch eine Art Hypertonus. Vorher hatte meine Hand nichts mit mir zu tun gehabt und lag nur unnütz da. Nunmehr war sie fähig geworden zu Bewegungen. Zu spontanen, gänzlich unüberlegten, die sich einfach ereigneten, als handle es sich nur um das bruchstückhafte Zucken und Verkrampfen eines gereizten Bündels aus Nerven und Muskeln, das in keinem Zusammenhang mit einem inneren Impuls oder einer Absicht stand.

Es ist fraglich, ob dieser Zustand auch nur einen Deut besser war, als der vorige. Vorher gehorchte der Körper meinem Willen nicht mehr, weil die zerstörten Nervenzellen keine Verbindung mehr zu jenen Teilen meines Körpers herstellen konnten, in denen die Muskeln nunmehr keinen Tonus mehr aufzubauen vermochten. Was sich dagegen jetzt ereignete, waren marionettenhafte Zuckungen. Diese entsprangen zwanghaft gewissermaßen fremden Willensakten. Es stellte sich mir die Frage, ob ich nunmehr wie eine Marionette der Willkür von bloß mechanisch gereizten Nervenbündeln unterworfen war und damit kein bißchen autonomer als vorher.

Oliver Sacks bewertete diese Entwicklung in seinem Kapitel »Belebung« offenbar als Beginn der Genesung. Für mich war zunächst das Ziel dieser neuen Erscheinung durchaus noch offen. Im Gegenteil, diese Vorgänge waren für mich bald Anlaß zu erneuter ernster Besorgnis. Ich wußte sie zunächst überhaupt nicht einzuordnen.

Inzwischen ist die Spastizität zwar keineswegs völlig abgebaut, sie ist nun aber ein Zentrum der physiotherapeutischen Bemühungen geworden und bleibt es auch weiterhin. Nach mehreren Monaten sind die Spasmen dadurch und durch eigene bewußte Bemühungen Schritt für Schritt besser beherrschbar geworden. Das empfinde ich natürlich als Fortschritt. Das Ziel ist aber auch nach gut über einem Jahr noch nicht erreicht.

Vielleicht kann man zusammenfassend sagen, mein Muskeltonus sei durch den Schlaganfall aus dem Gleichgewicht geraten. Die Bezeichnung »Aus dem Gleichgewicht« gefällt mir in Bezug auf meinen Allgemeinzustand überhaupt gut. Sie umfaßt noch mehr als nur körperliche Probleme.

Aus dem Gleichgewicht

Oliver Sacks unterscheidet zwei Leiden oder Beschwerden im Zusammenhang mit seiner Verletzung. Er schreibt: »Das eine war körperlich-existenzieller Art, das andere war moralischer Natur.«

Da auch ich neben den bloß körperlichen Folgen noch andere gespürt habe, ist nunmehr näher darauf einzugehen, was denn mit Leiden »moralischer Natur« gemeint sein kann, oder was ich mit »anderen Folgen« meine. Oliver Sacks empfindet den Ausdruck »moralisch« als nicht ganz richtig. Ich meine bei dem nun zu beschreibenden Phänomen nicht meine Depressionen oder den als entscheidenden Mangel empfundenen zwangsläufigen Verlust meiner Bewegungsfreiheit. All die körperlichen und seelischen Implikationen meiner Krankheit und der Klinikaufenthalte hatten in mir Veränderungen zur Folge, die ich mit einem einzelnen Wort allein nicht zutreffend und umfassend genug kennzeichnen kann. Ich denke, daß sie eher eine soziale Komponente des Problems betreffen, als eine moralisch – ethische. Was hier gemeint ist, läßt sich vielleicht am besten am Beispiel meines ersten Urlaubs aus dem Krankenhaus verdeutlichen.

Nach all den Wochen Aufenthalt in verschiedenen Kliniken durfte ich mit Erlaubnis des Arztes für ein Wochenende nach Hause. Diese mit allen Fasern meines Wesens ersehnte Rückkehr erwies sich als schmerzliche Enttäuschung. Das muß näher erläutert werden:

Die ersten acht Wochen in der Klinik hatte ich im wesentlichen in meinem Krankenhauszimmer meistens im Bett liegend verbracht, und selbst wenn in den letzten Tagen die Fesseln des Tropfs endlich fielen, war ich doch zu einem insgesamt recht typischen Patienten geworden. Die Wochen waren angefüllt gewesen mit Nachdenken, aber ohne Handeln und ohne Gehen. Ich hatte nicht einmal die körperliche Freiheit zum Gehen besessen. Dieser Mangel hatte ohnehin zwangsläufig meine Freiheit zu selbständigen Entscheidungen sehr eingeschränkt. Die Einschränkungen gehen noch weiter. Die Ärzte erklären einem alles und befinden darüber, was mit einem los sei und was zur Besserung des Zustandes zu geschehen habe. Dazu gehört unter anderem eben auch, daß sie entscheiden, ob man nach Hause darf. Das an sich selbstverständliche demokratische Recht auf freie Wahl des Aufenthaltsortes – sonst nur Strafgefangenen auf Grund eines Gerichtsbeschlusses vorenthalten – ist für den Patienten außer Kraft gesetzt, solange er bereit ist, eben Patient zu bleiben. Dieser Einschränkung unterwirft er sich zunächst zwangsläufig, schon wegen seiner physischen Beschränkungen und aus Mangel an eigenen Fachkenntnissen im Vertrauen auf Heilung durch den Fachmann. Der eigene Wille bleibt in dieser Rolle ausgeschaltet. Der Patient empfindet sich dann leicht als bloß fremdbestimmtes Objekt ohne eigenen Einfluß auf die Geschehnisse. Die Ereignisse überfallen einen schlagartig und ohne weitere Erklärungen oder Ankündigungen. Plötzlich sind da zum Beispiel unvermittelt ein Pfleger oder eine Krankenschwester im Zimmer, gelegentlich sogar bevor man sein Frühstück vollendet hat. Der Besucher kommt mit der überraschenden Aufforderung, man möge sich bereitmachen. Man sei angemeldet für die Computertomographie oder ein EKG oder irgendeine andere Untersuchung, von der man vorher keine Ahnung hatte. Dann erscheinen plötzlich, manchmal erst nach Stunden leeren Wartens, fremde Träger, schaffen einen auf eine Trage, und man wird per Krankenwagen in die zuständige Spezialklinik transportiert. Dort wird man nicht selten auf einem zugigen Flur »geparkt«, wartet und fühlt sich vergessen. Ein Aufbegehren erscheint sinnlos, man befindet sich ohnehin in völlig fremder Umgebung und weiß nicht, was nun mit einem geschehen soll. Und wenn es dann vorüber ist, kommen irgendwann neue fremde Menschen und transportieren einen schließlich zurück in die »Geborgenheit« des eigenen Krankenzimmers. Zurück zu Krankenschwestern, die einem vertraut sind, und bei denen man sich als Patient wieder wie zu Hause fühlt.

Ganz bezeichnend für die Lage, zu der man verurteilt ist, empfand ich eine an sich lächerliche Kleinigkeit. Einmal sollte ich per Rollstuhl nur über den Hof in ein näher gelegenes Labor geschafft werden. Es schneite draußen, und ich hatte mich nicht rechtzeitig witterungsgerecht anziehen können, ja ich hatte weder Wintermantel noch Wintermütze von zu Hause mit in die Klinik gebracht. So schützte der fürsorgliche Pfleger, ein mir völlig unbekannter freundlicher älterer Mann, meinen baren Kopf vor den Schneeflocken, indem er mir einfach ein Handtuch um den Kopf wand. Ich machte durchaus eine lächerliche Figur im Rollstuhl, war andererseits aber dankbar für den Schutz vor der Witterung.

Ein Patient ist also ein Mensch, der die Souveränität der eigenenen Entscheidung mehr oder weniger freiwillig aufgibt und sich schließlich in diesem Zustand sogar wohlfühlt, ja er verliert den Willen und schließlich sogar die Fähigkeit, über sich selbst zu bestimmen.

Das ganze ist ein Akt der Unterwerfung, der natürlich nicht spannungsfrei erfolgt. Ich habe über meine Bemühungen, mir meine Selbständigkeit auch im Krankenhaus zu bewahren, schon näher berichtet. Die heftigste Auseinandersetzung hatte ich mit einer Krankenschwester, die in rüdem Ton von mir verlangte, die Temperatur rektal zu messen, und mir zu untersagen versuchte, über diese ihre Entscheidung noch zu sprechen. »Hier wird nicht diskutiert!« Nun lasse ich mir für gewöhnlich den Mund nicht verbieten, kann aber normalerweise kontrolliert und dem Anlaß entsprechend ruhig reagieren. Bezeichnend für meinen Spannungszustand war hier, daß ich nicht imstande war, akademisch gelassen und sachlich abzulehnen, sondern mich nur sehr laut und emotional wehren konnte. Ich war also aus dem Gleichgewicht.

Man ordnet sich im allgemeinen als Patient schließlich der vermeintlichen und medizinisch auch tatsächlichen fachlichen Autorität von Ärzten und Schwestern unter. Das innere Gleichgewicht, das in mancher Beziehung doch auch Vernünftige, ohne inneren Widerstand zu akzeptieren, habe ich allerdings nur schwer gefunden. Ich frage mich heute zum Beispiel, warum ich eigentlich grundlos darauf verzichtet habe, mir über die Medikamente, die ich täglich in einem Plastikbecher und ohne nähere medizinische Angaben vorgesetzt bekam, genaue Information zu holen, oder nach dem Beipackzettel zu fragen, den ich sonst immer erst auf Nebenwirkungen hin studiere, bevor ich ein Medikament einnehme? Oder warum habe ich meine Menüs beim Essen nicht wie in einem Restaurant so selbstverständlich selbst zusammengestellt, wie ich das draußen gewohnt war? Warum hatte ich immer wieder Hemmungen, besondere Leckerbissen aus dem eigentlich reichhaltigen Menüplan zu bestellen? Warum zögerte ich, Dienstleistungen der Krankenhausangestellten in Anspruch zu nehmen? Für all dies bezahlte ich doch, und weiß Gott nicht wenig!

Ich erinnere mich an einen bezeichnenden Vorfall: Ich habe zu Hause zum Essen immer gern ein Glas Bier getrunken. Obwohl mir die Schwestern auf meine Frage hin gesagt hatten, daß man in der Klinik zum Essen von der Küche auch alkoholfreies Bier bekommen könne, fragte ich fast mit schlechtem Gewissen auch noch den Arzt. Ich bat ihn gewissermaßen um Erlaubnis und habe angesichts seiner zurückhaltenden Reaktion dann in einer Art vorauseilenden Gehorsams in Zukunft auf mein Bier von vornherein verzichtet und weiter fraglos den ungeliebten Tee getrunken.

Dies soll nicht mißverstanden werden als eine Kritik an den Ärzten und Schwestern, mit denen man durchaus über alles sprechen konnte. Sie waren alle sehr freundlich und fürsorglich, selbst wenn Krankenschwestern in ihrer Fürsorge wohl dazu neigen, den Patienten zu bevormunden. Eine blutjunge Schwester etwa hat mir dazu verholfen, daß ich lernte, mich wieder selbst anzuziehen. Dafür bin ich ihr heute herzlich dankbar, aber sie tat dies seinerzeit scheinbar schroff, indem sie mir plötzlich mitteilte, sie weigere sich, mir weiterhin beim Anziehen zu helfen. Sie habe dagegen der Krankengymnastin gesagt, diese solle mir das Anziehen beibringen. Natürlich war ich zunächst empört über den vermeintlichen Mangel an Hilfsbereitschaft und die Eigenmächtigkeit der Schwester, aber vielleicht muß man einen typischen Patienten so zu seinem Glück zwingen: Ein typischer Patient entscheidet nichts selber, sondern unterwirft sich freiwillig dem Krankenhaussystem und läßt schließlich sogar gern seine Ärzte und Schwestern entscheiden. Man verliert im Laufe der Zeit geradezu die Fähigkeit zur Selbstbestimmung und übergibt sich wie ein Kind dem fremden Willen. Man hat als Patient mangels Sachkenntnis auch gar keine Chance, sich anders zu verhalten.

Vor der fatalen Angiographie etwa wurde ich darüber aufgeklärt, daß diese Untersuchung die Gefahr eines weiteren Schlaganfalls beinhalte, (unter dessen Folgen ich ja dann handfest zu leiden hatte und habe). Da mir deutlich gemacht worden war, daß diese Untersuchung unbedingt nötig sei, hatte ich natürlich überhaupt keine Alternative, besonders, da ich in dem Spannungszustand vor der unbekannten Untersuchung gar nicht ruhig überlegen oder abwägen konnte. Ich mußte mich dem Urteil der Ärzte unterwerfen und unterschreiben, ich konnte gar nicht anders, und ich war damit auch zufrieden! Das Krankenhaus erzieht Untertanen.

Insofern empfindet Oliver Sacks das hier besprochene Phänomen letztlich doch nicht ganz zu Unrecht als ein »moralisches« Problem.

Dieser Konflikt besaß einen haßerfüllten, ja sogar paranoiden Unterton. Ich war nicht nur körperlich, sondern auch moralisch niedergestreckt gewesen. .... Ich war nicht in der Lage gewesen, mich ›ihnen‹, [den Ärzten], gegenüber moralisch zu behaupten. (Sacks a.a.O., S. 162)

Oliver Sacks beschreibt hier einen psychischen Zustand, den ich selber genauso empfunden habe, und – was schlimmer ist – der über das Krankenhaus hinaus im Zivilleben des späteren Alltags für eine längere Zeit mein seelisches Gleichgewicht störte und immer wieder normale Gelassenheit meinen Mitmenschen gegenüber in geradezu krankhafter Weise verhindert hat.

Ich mußte beobachten, wie ich mich freiwillig, ja gern, einem fremden Willen völlig unterordnen konnte. So etwas hatte ich nie für möglich gehalten. Daher empfand ich dies nach meiner Entlassung in die Freiheit später zu Hause als entwürdigend. Ich war dann mimosenhaft empfindlich geworden gegenüber allen Äußerungen meiner Mitmenschen, die auch nur entfernt einer Bevormundung ähnelten, oder die mir suggerierten, man sehe in mir einen kranken und damit nicht ganz ernst zu nehmenden Menschen. Dies gilt sogar für die zahlreichen gut gemeinten, oft recht pauschalen Ratschläge von Freunden und Verwandten nach dem Muster: »Du mußt Geduld haben, du mußt ordentlich mitziehen und dich bemühen, das geht alles nicht so schnell, und der und der hat es doch auch geschafft, du wirst es ebenfalls schaffen.« Ich kann manchmal in solchen Situationen nur mühsam die Form wahren und mit dem Anschein von Dankbarkeit Freude über die Anteilnahme heucheln. Ich bin in solchen Augenblicken undankbar, gelegentlich grundlos unfreundlich oder werde gar aggressiv.

Dabei muß ich zugeben: Ich weiß im Grunde, daß ich Hilfe brauche und kann sie auch dankbar annehmen. Ich weiß ferner, daß meine Krankheit es zum Teil verhindert hat, daß ich in allen Bereichen wirklich so zuverlässig reagieren konnte, wie mir das einmal selbstverständlich war. Ich erinnere dabei an meine oben beschriebenen Probleme im Umgang mit der Zeit und mit dem Kopfrechnen.

Dies kann ich ohne Schwierigkeiten offen zugeben, wenn ich innerlich ausgeglichen und ruhig bin. Aber ich war eben nicht immer ruhig und ausgeglichen, sondern psychisch eher aus dem Gleichgewicht, und es fiel mir manchmal doch schwer, alles gelassen zu akzeptieren.

Meine Frau und ich hatten zu Anfang meiner Krankheit die Folgen zunächst noch eine ganze Weile lang seelisch ganz gut im Griff. Typisch dafür war, wie wir mit meinen ersten unbeholfenen Gehversuchen umgingen. Meine Frau beobachtete mich dabei im Krankenzimmer und scherzte: »Du gehst aber komisch!« Ich konnte den Scherz aufgreifen und lachen, besonders als die Schwester dann ebenfalls lachend kommentierte: »Na, das war aber hart!« Denn ich fand meinen Gang an sich auch komisch, war aber auch ein wenig stolz, überhaupt die ersten Schritte allein gewagt zu haben.

So souverän reagiert man nur, wenn man gelassen und in sicherer seelischer Balance über den Dingen steht. Vielleicht war diese Souveränität damals voreilig und etwas naiv, wir ahnten noch nicht, daß der Schlaganfall auch seelisch doch schwerere Folgen haben würde.

Die bevorstehenden Schwierigkeiten kündigten sich bei meinem ersten Urlaub aus dem Krankenhaus an. Meine Frau fuhr mich in unserem neuen Wagen nach Hause. Mir wurde dabei schmerzlich bewußt, daß ich ihn wahrscheinlich nie wieder selbst steuern könnte. Dann sah ich als erstes die Treppe zur Haustür, und ich war noch keine Treppe wieder hinaufgegangen. Meine Frau war in Sorge, ich könnte hinfallen und begleitete mich mit ihren ängstlichen Ratschlägen: »Faß hier an!« »Stütz Dich auf mich!« »Vorsicht, stolper nicht über die Schwelle!« Ich schaffte es ohne zu fallen und mit vielen Verrenkungen und viel Anstrengung. Als ich durch die Tür ging, war ich bereits erschöpft. Meine Frau schien erleichtert, aber auch sie war angestrengt.

Ich betrat die Wohnung also erschöpft und etwas irritiert durch die – in meinen kranken Augen – fast aggressive Fürsorge meiner Frau auf der Treppe. Im Rückblick muß ich gestehen, daß meine Irritation meiner Frau gegenüber unüberlegt und unfair war. Wieder zeigt sich, daß die Belastung der Angehörigen durch einen Krankheitsfall leicht unterschätzt wird und daß besonders der Kranke selbst bei seiner Irritation nicht berücksichtigt, daß der Angehörige in solchen Augenblicken ja Verantwortung für ihn trägt.

Ich wußte bei meiner Ankunft gar nicht richtig, wohin ich eigentlich zuerst wollte. Ich ging zunächst etwas ziellos herum und dann – nach immerhin fast 8 Wochen – zum ersten Mal wieder in mein Zimmer. Der Schreibtisch war nicht so aufgeräumt wie ich es gewohnt war und wie ich es erwartet hatte. Natürlich hatte meine Frau hier inzwischen gesessen und das Notwendige erledigt, Rechnungen bezahlt, telefoniert, und alles auf dem Tisch daher nach ihren Bedürfnissen plaziert. Daran gab es eigentlich nichts auszusetzen, und ich hätte nur dankbar sein sollen, daß sie in meiner Abwesenheit alles selbständig geordnet hatte. Denn wie sonst hätte die Familie weiter ordentlich funktionieren sollen? Ich aber war irritiert, weil jemand meinen Schreibtisch in Unordnung gebracht hatte. Ich brachte ihn darauf wieder in meine

Ordnung und schuf damit neue Unordnung, denn nun konnten dringend benötigte Unterlagen nicht mehr gefunden werden.

Unterschwellig hatte ich wohl erwartet, daß meine Frau die Familiengeschäfte von ihrem Schreibtisch in ihrem Zimmer aus geführt hätte. Ja, ich fühlte mich von meinem Platz fast verdrängt. Das war bei genauerer Überlegung eine unfaire Unterstellung, denn der Grund dafür, daß sie nicht an ihren eigenen Schreibtisch gegangen war, lag ganz einfach darin, daß dieser eine Etage tiefer in ihrem Zimmer stand und sie mit ihrer Gehbehinderung verständlicherweise wochenlanges unnötiges Treppensteigen vermeiden wollte.

So, wie ich es hier tat, reagiert also nur jemand, der sein seelisches Gleichgewicht nicht hat und daher nicht ruhig überlegt. Wie aber gewinnt man sein seelisches Gleichgewicht wieder, wenn man wesentliche physische Fähigkeiten verloren hat? Das war jetzt die Frage. Noch hatte ich genügend Selbstbeherrschung, die Irritation nicht sofort laut durchbrechen zu lassen. Das sollte mir später oft weniger gut gelingen!

Unser Verhalten, als wir nach mehreren Wochen wieder gemeinsam unsere Wohnung betraten, zeigt deutlich die Veränderungen, die geschehen waren: Die beiden vorher souveränen und aufeinander abgestimmten Partner waren durch die Ereignisse in neue Rollen geschlüpft. Ich fand mich vor meiner Haustür plötzlich in der verhaßten Rolle des Patienten wieder, der ich aus den genannten Gründen gerade zu entkommen gehofft hatte. Meine Frau dagegen hatte in ihrer Sorge um mich die Rolle von Arzt und Krankenschwester übernommen und war für mich vom Partner nun zum einzig handelnden Chef der Familie geworden, während mir in diesen Minuten klar wurde, daß ich das als nicht handlungsfähiger Patient im Augenblick gar nicht sein konnte. Diese Rollenverteilung galt zwangsläufig zum guten Teil weiter, nachdem wir wieder ganz in das Alltagsleben eingestiegen waren. Auch als Ehepaar waren wir aus dem Gleichgewicht geraten und mühten uns beide sehr, es wieder zu finden. Ich habe mich laufend an der mir gegen meinen Willen aufgezwungenen Rolle des kranken Patienten gerieben und heftig reagiert, wenn ein Ausbrechen aus dieser Rolle nicht gelang. Das richtete sich sowohl gegen mich selbst, wenn meine physischen Grenzen sicheres und selbständiges Handeln verhinderten, etwa wenn mir die Papiere aus der Hand fielen, die ich gerade bearbeiten wollte. Es konnte sich aber auch gegen meine Frau richten, wenn sie mir – meinem Empfinden nach – unerträglich bedrückend in der Rolle des Arztes und der Krankenschwester entgegentrat oder besonders in der Rolle des Chefs der Familie. Wohlverstanden, sie hat sich nie so verhalten, sie kommandierte mich nicht herum, sie ist im Gegenteil immer außerordentlich verständnisvoll gewesen, und ich bin nach eigener Einschätzung weder wehleidig noch leicht beleidigt. Mein Hauptmotiv war dagegen immer wieder, daß ich Sorge hatte, für andere und besonders für meine Frau eine unerträgliche Belastung zu werden. Wir bemühten uns also seit der Rückkehr nach Hause beide um die verlorene Balance. Lange war sie nicht sicher wiedergewonnen. Es tat daher weh, wenn wir trotz unseres Bemühens immer wieder in Konflikte gerieten, die keiner wollte.

Es ist nötig, bei ernsten Krankheitsfällen auch die Probleme der Angehörigen, besonders die der Ehepartner ins Blickfeld zu rücken und, wo möglich, sie ebenfalls therapeutisch oder psychologisch zu begleiten. Das dürfte für beide Partner hilfreich sein. Schließlich sind beide von einem Schlaganfall »getroffen«. Ein guter alter Freund schrieb uns in dieser Situation ein Wort, das mir wie ein Schlüssel schien aus unserer Gefangenschaft herauszukommen:

– Jetzt kommt man darauf, daß da ein Partner mit Dir geht, der seinen eigenen Weg gehen wollte, nun aber den Gleichschritt mit Dir sucht.

Das war ein gutes, hilfreiches Wort! Es deutete nach vorn! Wir suchen seitdem beide wieder den Gleichschritt. Die folgenden Kapitel sollen den Weg in den Alltag hinein beschreiben.

Neuland

Wenn ich soeben schrieb, nun sei mein Weg in den Alltag hinein darzustellen, so ruft dies die falsche Vorstellung hervor, es gebe bei der Entwicklung meines Zustandes so etwas wie einen klar erkennbaren, direkten Weg. Das ist nicht der Fall. Natürlich ist es immer mein Ziel gewesen, wieder möglichst normal und gesund zu werden. Der Weg dahin erwies sich jedoch nicht als gerade und als konsequent zielstrebig. Er kann somit auch nicht als kausal gegliederter Ablauf dargestellt werden. Dagegen beinhaltete der Zustand bei meiner Rückkehr ein Neuland von unterschiedlichen, zum Teil geradezu gegensätzlichen Charakteristika, die jeweils auf spezifische Weise ihren Ursprung in den Ereignissen der vergangenen Wochen und Monate hatten. Ich will versuchen, meinen Zustand nach der Rückkehr in die alte Umgebung zu beschreiben.

Es war meiner Frau und mir schon vor unserer endgültigen Rückkehr aus den Kliniken klar, daß erst zu Hause die eigentliche Bewältigung der Krankheit geschehen müsse.

Wir kehrten, gut vier Monate nach meinem Auszug, am 12. Juli 1995, aus der Rehabilitation nach Hause zurück: Mit diesem Bewußtsein und mit einer Ahnung von den Schwierigkeiten, die vor uns lagen. Wir nahmen uns vor, diese gemeinsam anzugehen und vor allem über alles miteinander zu sprechen. Dies hat sich als sehr wichtig erwiesen.

Was also war ich kurz nach meiner Rückkehr? Ich war nicht mehr der klassische Patient, obwohl ich mich noch immer dagegen wehren mußte, wie ein typischer Patient zu reagieren. Ich war noch nicht wieder voll der gesunde Mensch mit dem naiven Vertrauen in die eigenen Fähigkeiten, der ich vor meiner Krankheit gewesen war.

Die körperlichen Spuren meines Schlaganfalls waren für jeden sichtbar und für mich deutlich spürbar. Der linke Arm schmerzte gelegentlich und war nach wie vor lahm, das linke Bein gleichfalls. Beide erlaubten mir jedoch in Grenzen wieder eigene Betätigungen. Hier hatte die im Hause konsequent und mit Eifer angesetzte Krankengymnastik auf neurologischer Grundlage schon nach relativ kurzer Zeit erste positive Auswirkungen gehabt. Ich konnte bald wieder mit gewissem Erfolg versuchen, beide Glieder gezielt zu benutzen.

Die psychischen Folgen waren unzweifelhaft noch eine Zeitlang deutlich und behinderten einen entspannten, normalen Alltag. Sie begannen aber, sich hier und dort Schritt für Schritt auch wieder meiner Kontrolle zu unterwerfen. Noch immer überfielen mich allerdings – jenseits meines vollständigen und zuverlässigen Einflusses – die plötzlichen Wutanfälle, von denen man sagt, sie seien so typisch für Schlaganfallpatienten. Man wird mir glauben, daß ich dies letztere nicht gern über mich selbst schreibe, aber daß ich dies überhaupt emotionsfrei beschreiben kann, ist vielleicht ein Zeichen für eine beginnende Besserung meines seelischen Zustandes.

Ich bin bei dem Wiedereintritt in die Alltagsnormalität insgesamt wohl doch nicht mehr ganz der hilflose Kranke gewesen, und ich war physisch und psychisch stabiler geworden. Daher kann ich seit einiger Zeit über mich nachdenken, ohne in Depressionen zu verfallen, aber auch ohne schon sichere Klarheit über mich gewonnen zu haben. Im Gegenteil, mein gewohnter Optimismus gewann wieder Oberhand.

So konnte ich mir vor meinem entscheidenden Arztbesuch bald nicht mehr vorstellen, daß die vorgesehene Untersuchung auch die Notwendigkeit ergeben könnte, daß ich mich erneut einer Operation der Karotis unterziehen müßte. Ich frage mich also, war das schon wieder die frühere naive Scheinsicherheit, die mich seinerzeit blind machte für die Vorzeichen der nahenden Katastrophe?

Tatsächlich ergab die Untersuchung durchaus eine ernste Risikoabwägung zwischen den Bedenken vor dem nicht ungefährlichen Eingriff in die linke Halsschlagader oder der Gefahr eines durch die Stenose bedingten erneuten Schlaganfalls[3].

[3] vgl. dazu die weiter unten dargestellten Ereignisse

Hilfen

Was bedeuten die beschriebenen Entwicklungen meines Zustandes, und wie kamen sie zustande? Für mich ist enttäuschend und erstaunlich, daß die Ärzte meine wiederholte Frage nach dem Grund für meinen Schlaganfall nicht zu meiner völligen Zufriedenheit beantwortet haben. Der Anlaß war die erwähnte Verstopfung der rechten Karotis in Höhe des Halses, unterhalb des Kiefers durch Ablagerungen, ohne daß ich bis heute genau weiß, wieso es dort – allem Anschein nach teilweise auch in der linken Halsschlagader – zu Ablagerungen gekommen ist, und welcher Art diese waren oder sind. Es wird einmal von einer Verengung der Arterie an dieser Stelle gesprochen und von einer Rauheit der Aderinnenwand, die den Blutfluß behindert habe. Niemand hat mir bisher erklären können, wieso ich diese gefährliche anatomische Besonderheit mit mir herumgetragen habe. Ob es sich bei den Ablagerungen um aus mir unbekannten Gründen geronnenes Blut handelt oder um Cholesterin, oder um als Blutfette bezeichnete Stoffe, oder aber um Kalk, wie auch gelegentlich gesagt wurde.

All dies ist mir bis heute nicht klar, auch nicht, wieso bei mir dieser Blutpfropf überhaupt auftreten konnte. Bewirkt hat er jedenfalls die zeitweilige Unterbrechung der Sauerstoffversorgung von Nervenzellen auf der rechten Gehirnseite, die dadurch zerstört wurden und somit die Steuerung von Nerven- und Muskelfunktionen auf der linken Körperseite einstellten.

Keine Antwort habe ich erhalten auf Fragen nach meiner

Lebensführung. Ich weiß also weder, ob meine Lebensführung den Anfall ausgelöst hat, noch, was ich gegebenenfalls ändern müßte, um eine Wiederholung zu verhindern. Einzig mein Pfeifenrauchen scheint bedenklich gewesen zu sein, obwohl ich nicht empfunden habe, daß die Ärzte darin eine besonders große Gefahr sahen. Ein Arzt sagte mir sogar einmal, nachdem er sich hatte berichten lassen, eigentlich sei ich der klassische Fall, der nach der Anamnese nicht von einem Schlaganfall bedroht sei. Alkohol, ein Glas Wein oder auch Whisky, soll mir nicht schaden, ja, besonders als Rotwein soll er sogar nützlich sein.

Ich befand mich in den Tagen vor dem Schlaganfall aus verschiedenen Gründen in einem Zustand der Verärgerung, der Erregung und Nervosität. Stress wird gelegentlich als auslösender Faktor für einen Schlaganfall angesehen. Ich halte es für denkbar, daß Ähnliches bei mir eine Rolle gespielt hat. Mir scheint aber, daß alle Untersuchungen den eigentlichen Grund für meine plötzliche Erkrankung nicht haben eindeutig ermitteln können. Stress jedoch behindert noch heute bei mir den normalen zügigen, gelassenen Ablauf von Muskelaktivitäten. Er führt zu Verkrampfungen und stört natürliche Bewegungen so wie auch starke Willensanspannungen es tun.

Die Pfeife habe ich jetzt aufgegeben. Kaum ein Arzt kann ermessen, daß das für mich eine wesentliche, für jeden alten Bekannten sichtbare Veränderung meiner Persönlichkeit bedeutet. Dies wird auch regelmäßig von Freunden kommentiert. Die Pfeife war für mich das äußere Kennzeichen schlechthin, mit dem ich regelmäßig in Karikaturen erschien, an dem ich erkennbar war. Zur Erinnerung hängen meine 30 Pfeifen neben meinem Schreibtisch, ohne mich bisher zu einem Rückfall verführt zu haben. Nur manchmal traure ich der Pfeife – wie meinem bewegten früheren Leben – doch ein wenig nach.

Da die Schaltzentrale Gehirn nach dem Anfall entscheidende Muskelfunktionen auf der linken Körperseite nicht mehr hat steuern können, kam es hier zu den beschriebenen Ausfällen, die nur dadurch gebessert werden können, daß andere gesunde Nerven die Funktion der geschädigten übernehmen lernen. Die psychischen Folgen des Schlaganfalls dagegen müssen meines Erachtens auf die physischen Ausfälle zurückzuführen sein, die man erleidet, und die einem ein unbestimmtes Gefühl der Minderwertigkeit geben, ohne daß ich dieses im einzelnen näher erklären könnte.

Entscheidenden positiven Einfluß auf das Krankheitsbild hatten natürlich zunächst einmal die unmittelbar eingeleiteten medizinischen Maßnahmen. Neuere medizinische Veröffentlichungen betonen die ganz entscheidende Bedeutung, die einer schnellstmöglichen Versorgung noch besser einer Vorsorge für den Betroffenen zukommt. Die umgehende Versorgung hat bei mir sicherlich verhindert, daß noch mehr Gehirnzellen geschädigt wurden. Auch die Tatsache, daß schon sehr bald mit neurogener Krankengymnastik durch Fachkräfte begonnen werden konnte, hat wohl sichergestellt, daß ich nicht allzuviel an Muskelbewegung verlernte oder daß Abbau von Muskelmasse und Verkürzung von Muskeln und Sehnen durch Untätigkeit einsetzte. Der Satz »Rast' ich, so rost' ich!« hat bei der Behandlung von Schlaganfallgeschädigten sicher seinen Sinn. Gerinnungshemmende Medikamente und die Operation der rechten Karotis haben neue Thrombenbildung und weitere Schlaganfälle zunächst verhindert. Ob die linke Halsschlagader auch noch operiert werden muß, ist zum Zeitpunkt dieser Niederschrift, wie gesagt, noch zu beobachten und zu entscheiden. Man hat ferner versucht, Folgeschäden an den Gliedern schon in der Klinik durch sorgfältige Lagerung zu verhindern. Der linke Arm durfte nicht lose herabbaumeln, er wurde auch nachts durch Kissen gestützt, was lästig war und den Schlaf störte.

All diese Maßnahmen sind von dem Pflegepersonal sehr sorgfältig beachtet worden und haben somit wahrscheinlich ernstere Schäden verhindert. Ich erinnere mich gut, wie sorgfältig der Pfleger C. und Schwester A. immer wieder darauf aufmerksam machten, daß Arm und Fuß besser gelagert werden müßten, während ich die beiden Gliedmaßen gar nicht spürte. Wie oft hat C. mit Humor und unendlicher Geduld gefragt: »Wo ist der Arm?« Für all diese Fürsorge bin ich sehr dankbar, ohne sie hätte ich heute wahrscheinlich sehr viel mehr Schmerzen im Arm und deutlich weniger Beweglichkeit.

Besonders wichtig für die Besserung der physischen Folgen war und ist die Krankengymnastik durch neurologisch geschulte Fachkräfte. Diese Therapie sollte besonders während der sechswöchigen Rehabilitation in der speziell dafür eingerichteten Spezialklinik wirksam werden. Wenn ich dort nicht immer voll zufrieden war, so lag dies nicht an einzelnen Therapeuten, sondern an der Organisation des Tagesablaufs mit seinen Anwendungen. Es gab hier immer wieder Leerlauf, der bei Patienten gelegentlich zu Verstimmungen führte.

Als besser und intensiver empfinde ich die jetzt ausschließlich auf meine Bedürfnisse zugeschnittene physikalische Therapie, die ich nach meiner Heimkehr durch eine tüchtige und engagierte, erfahrene Krankengymnastin erhalte, die regelmäßig zur Behandlung ins Haus kommt und die jeweils auf ärztliche Verordnung eine volle Stunde für die Behandlung ansetzen kann. Das erweist sich als sehr glücklich und garantiert Kontinuität und Intensität und damit auch Erfolg. Die Erfolge sind zwar nicht spektakulär, aber ich bemerke sie stetig und zuverlässig in dem Nachlassen von hinderlichen Spasmen, dem Einschleifen von wichtigen natürlichen Bewegungsmustern, der zunehmenden Sicherheit in vielen meiner Bewegungen. Besonders die Menschen in meiner Umgebung scheinen Verbesserungen zu beobachten und kommentieren sie mir gegenüber sogar, wenn ich sie selbst noch nicht so zufriedenstellend konstatieren kann wie ich mir das manchmal wünsche. Ich muß mich offensichtlich noch mehr daran gewöhnen, meinen derzeitigen Zustand nicht immer wieder an dem vor dem Schlaganfall zu messen, sondern an den kleinen Schritten, die meine Gesundheit seither stetig in die richtige Richtung macht. Als besondere Verbesserung meines Zustandes empfinde ich mein deutlich gewachsenes Selbstvertrauen.

Wie wichtig es ist, nur wirkliche Fachkräfte an die neurologischen Aufgaben einer Gymnastik nach Schlaganfall heranzulassen, bemerkte ich daran, daß in den Anfangsstadien meiner Behandlung auch Fehler gemacht worden sein müssen, deren Folgen dann zu Schmerzen in der Schulter und zu besonderen therapeutischen Maßnahmen führten.

Wichtiger als die medizinische und pflegerische Versorgung, die, so könnte man sagen, zu den Berufspflichten im Krankenhausbetrieb gehört, war die menschlich so angenehme und hilfreiche Atmosphäre, besonders auf der Station I der Neurologie. Ich habe bereits weiter oben an Einzelbeispielen gezeigt, wie wichtig eine menschlich-verständnisvolle Betreuung für einen kranken Menschen ist, und wie dies unmittelbar zur Besserung beiträgt. Gerade nach einem Schlaganfall muß der Patient aus Passivität und Resignation herausgerissen werden, um selbst an der Besserung seines Zustandes aktiv mitwirken zu können. Hier kommt Ärzten und Pflegern eine ganz wichtige therapeutische Funktion zu, die gar nicht hoch genug eingeschätzt werden kann. Ich hatte wohl zum einen das Glück, besonders in der Neurologie von Menschen betreut zu werden, die alle diese freundliche und grundhumane Einstellung von ihrem Wesen her mitbrachten. Ich glaube darüber hinaus, daß das Personal auch psychologisch geschult ist und um den hohen motivierenden Wert von Lob und Ermunterung weiß. Es ist unendlich hilfreich und aufbauend, wenn im Krankenhaus die Visite hereinkommt mit den Worten: »Herr Peinert, es macht immer Spaß, zu Ihnen zu kommen, Sie sitzen fröhlich da und strahlen Optimismus aus.« Das hat sehr fördernden Einfluß auf die eigene Fähigkeit, Hoffnungen zu entwickeln. Wenn etwa eine Schwester lobt, dann geht alles das nächste Mal noch einmal so gut. Oder wenn die Krankengymnastin die Fortschritte sieht: »So gut wie heute sind Sie noch nie gegangen«, dann gelingen die nächsten Schritte fast automatisch gleich besser. Allein die Tatsache, daß der Pfleger C., der sich immer wieder um die Lage meines Arms kümmerte, mehrfach spontan lobte, wenn der Arm richtig lagerte, bewirkte, daß ich viel eifriger und besser darauf achtete, den Arm nicht baumeln zu lassen.

Es ist kaum vorstellbar, wie wichtig einem in diesem Krankheitszustand Bestätigung und Aufmerksamkeit werden. Ich bin davon überzeugt, daß ich ohne die überwältigend große Resonanz, die mein Schlaganfall bei nächsten Angehörigen, Verwandten, Freunden und Bekannten hatte, heute bei weitem nicht wieder soweit erholt wäre. Es haben unendlich viele Menschen mir gezeigt, daß sie mich mögen und daß sie ernsthaft wünschen, es möge mir bald wieder besser gehen. Es kamen Post und Telefonanrufe aus dem Ausland, aus fernen Städten und aus der Nachbarschaft, Besuche von Menschen, die mich gut, oder von solchen, die mich kaum kannten; von alten Kollegen, von neuen Freunden, Besuche von Menschen, die ähnliches erlebt hatten und mir zeigen konnten, wie man damit umgehen kann.

Meine Frau kam täglich zu mir ins Krankenhaus und half mir, den Kontakt zum normalen Leben nicht zu verlieren. Sie war mir so eine ganz unentbehrliche Stütze in der Fremde des Klinikums. Besonders dankbar erinnere ich mich auch an die zuverlässig jeden Abend kommenden Ferngespräche mit meiner Tochter, meine Hannoveranrufe, und auch daran, daß mein Sohn es sich nicht nehmen ließ, trotz seiner eigenen starken Arbeitsbelastung mich immer wieder im Rollstuhl in den Klinikgarten und in die Frühlingssonne zu fahren. Das waren die bald sehnsüchtig erwarteten Höhepunkte meiner Klinikzeit.

Es ist nicht nötig, hier alles im einzelnen aufzuzählen. Wissen sollten aber alle, die an mich gedacht haben und alle, die einmal in ähnlichen Situationen sein sollten, daß diese Anteilnahme sehr wichtig für die Genesung ist, und daß der Kranke unendlich dankbar dafür ist.

Das Kapitel »Hilfen« darf nicht enden ohne eine besondere Erwähnung von *Stefanie Esan,* meiner ungemein kompetenten Therapeutin.

Ihrem Können verdanke ich unendlich viel an physischer Rehabilitation. Ihre Kenntnisse vermittelten mir Einsicht in die physiologischen Zusammenhänge. Ihr verständnisvolles Eingehen auf meine Probleme ließ mich viel Zutrauen in meine eigenen Fähigkeiten wiedergewinnen. Der sympathische Kontakt von ihr zu meiner Frau und mir führte schließlich zu der Partnerschaft bei diesem Buch.

Heimkehr

Nach über einem halben Jahr in der Fremde befinde ich mich jetzt, also gut 6 Monate nach dem Schlaganfall, in einem Prozess der Heimkehr. Das ist nicht nur örtlich als Rückkehr aus der Klinik in die gewohnte Umgebung zu verstehen, sondern auch als ein Prozess der Wiederfindung des eigenen Ich, das verloren gegangen war.

Dabei helfen mir viele Menschen und dafür bin ich dankbar. Aber sie alle können mir den Weg zu mir selbst nicht abnehmen. Ob der Weg zum Ziel führt, kann von ihnen allen mit beeinflußt, gefördert oder auch behindert werden. Ich brauche den fachlichen Rat meiner medizinischen Helfer, die menschliche Unterstützung aller. Entscheidend aber wird sein, was ich selbst daraus mache.

Meine ersten Schritte nach Hause waren tastend und unsicher. Das ist bei meinem Krankheitsbild auch ganz wörtlich zu verstehen. Wenn ich mein altes Selbst wiederfinden wollte, mußte ich zunächst wieder lernen, sicher auf meinen Beinen zu stehen, auch auf dem beschädigten linken, und sicher meinen linken Arm einzusetzen. Hier gilt der lateinische Spruch also in abgewandelter Form: »Orandum est ut sit mens sano *ex* corpore sano.« Erst wenn ich meinen Körper wieder voll beherrschen gelernt habe, kann ich mein altes Selbstvertrauen wieder voll erlangen und mein Leben gestalten, wie ich es mir vorstelle.

Die Rückkehr ins eigene Haus war zuerst durch viele Unsicherheiten gekennzeichnet: Früher selbstverständliche, gewohnte Gänge, wie die Kellertreppe runter, schienen mir jetzt zunächst nicht zu bewältigen. Weder zu meinem Wein, zu den Vorräten, zur Heizung oder etwa in meine Sauna konnte ich gelangen noch in den Garten, zum Komposthaufen oder zur Mülltonne; ich konnte nicht zum Bäcker gegenüber und nicht an die vor dem Haus liegende Ostsee oder gar ins Wasser, wo sich alle bei den hochsommerlichen Temperaturen tummelten. An Radfahren war nicht zu denken, an Autofahren natürlich auch nicht. Ich konnte die höheren Borde im Schrank nicht erreichen, um Wäsche heraus zu nehmen, oder die oberen Reihen im Bücherbord.

Im Garten wucherte das Unkraut, die Hecke mußte geschnitten werden, die Blumenbeete brauchten dringend Wasser. Meine Schwiegertochter bot an, den Garten mit zu versorgen. Zum Friseur mußte ich von meiner Frau im Auto gefahren werden.

Meine Frau und andere hätten für mein restliches Leben die tausend Handreichungen des Alltags für mich erledigen müssen, wenn es mir nicht gelungen wäre, einige der Unmöglichkeiten selbst wieder zu erlernen. Natürlich hoffte ich hier auf Therapieerfolge meiner Krankengymnastin, aber eigene Möglichkeiten sah ich zunächst nicht.

Dann aber gab mir eine scheinbare Kleinigkeit den entscheidenden Anstoß dazu, schließlich meinen Weg heim selbst zu suchen. An einem der schönen Sommertage, als alle Welt in leichter Kleidung an den Strand ging, sah ich einen jungen Mann in einem T-Shirt mit der provozierenden Aufschrift: »Just Do It!« Das schien mir sofort ein Motto für mich zu sein. Es galt, die scheinbaren Unmöglichkeiten einfach zu tun. So bin ich – zunächst unter Krämpfen und mit tausend »Verrenkungen« – einfach die Kellertreppe heruntergeschlichen, zuerst rückwärts und ohne meine Frau oder irgend jemanden zu fragen. Und siehe, es ging!

Eines Tages habe ich mir selbst zum Nachmittagskaffee ein Stück Kuchen vom Bäcker geholt. Bin allein in die Stadt gefahren, bin durch die Kaufhäuser und Buchhandlungen gegangen und habe eingekauft wie früher. Abends habe ich den Gartenschlauch Stück für Stück entrollt und meinen dürstenden Blumen das erste Wasser nach Wochen gegönnt.

Schließlich habe ich mir das erste Bad in der Ostsee wieder zugestanden, zuerst mit Hilfe meiner Tochter und meiner Krankengymnastin. Dann ging ich allein zum Strand, mit vielen Ängsten, die durchaus berechtigt waren, wie ich bald spüren mußte, als ich mich im Wasser nicht halten konnte. Es drehte mich hilflos um die eigene Achse, ich geriet mit dem Kopf unter Wasser, zu meinem Glück war es an dieser Stelle sehr flach. Mit Hilfe kam ich schnell wieder auf die Beine und mit der Nase an die Luft.

Ich mußte also auch Rückschläge verarbeiten, aber ich konnte wenigstens wieder baden gehen, selbst wenn ich auch heute noch nicht allein schwimme und zur Sicherheit immer jemand in der Nähe habe, der mir notfalls helfen kann. Ich habe akzeptieren müssen, daß auch das selbständige Schwimmen nur langsam und auf Umwegen möglich sein wird. Im physiotherapeutischen Bewegungsbad habe ich bis heute wenigstens gelernt, mich sicher in Rückenlage an der Oberfläche zu halten, auch die Beine notfalls wieder auf den Boden zu bekommen. Ob man das schon Schwimmen nennen kann, ist zweifelhaft. Immerhin ist es doch ein Fortschritt, der sich vielleicht noch verbessern kann.

So mußte ich also einsehen, daß durch den Schlaganfall nicht nur mein linker Arm und mein linkes Bein betroffen waren, sondern meine ganze linke Körperhälfte hatte durch den Hirninfarkt ihre Sensibilität verloren, und damit die Fähigkeit zu instinktiven Reflexen, wie sie zur Wahrung des Gleichgewichts unerläßlich sind. Erst sehr viel später wurde mir mit Hilfe meiner Therapeutin deutlich, daß es dieser umfassende Verlust war, der mir noch für lange Zeit verwehrt hat, wieder normal zu gehen.

Dann gelang eines Tages auch ein erstes Radfahren, wenn auch nur mit Zittern auf einem behindertengerechten Dreirad, denn auf meinem alten Zweirad will es mir noch immer nicht gelingen, die Balance zu halten. Damit könnte ich aber zur Not leben.

»Just Do it!« muß jedoch mein Motto sein, solange noch nicht alles zur voll beherrschten Selbstverständlichkeit geworden ist. Dies Handeln hat mein Selbstbewußtsein ungemein gestärkt, ich kann seitdem gelassener und normaler auch Hilfe annehmen, ohne mich minderwertig zu fühlen. Ich kann mit Überlegung vorsichtig sein, denn ich brauche mir nicht mehr Mut oder Männlichkeit zu beweisen, wenn ich es »tun« kann.

Ich bin sehr froh, daß meine Frau ihre fürsorglichen Ängste überwinden lernt und mir nun auch zutraut, dies und das allein zu tun, mir vertraut, daß ich nicht leichtsinnig werde. Ein besonderes Erfolgserlebnis bescherte mir meine Krankengymnastin, als sie mir Mut machte, ohne das rettende Geländer und ohne Angst die lange Kellertreppe mit dem Gesicht nach vorne herunterzugehen. Es geht also! Man muß es nur tun! Das ist das Wichtigste, was ich gelernt habe, seitdem ich Hand, Bein und Selbstvertrauen verlor. Ich habe damit ein Stück von mir selbst wiedergewonnen.

Dieser Abschnitt wurde Anfang 1996 konzipiert. Es hat aber noch weit über ein Jahr gedauert, ehe ich durch die konsequent und regelmäßig weitergeführte Krankengymnastik langsam Schritt für Schritt ganz kleine Verbesserungen in meinem Bewegungsvermögen zu spüren begann. Als es mir schließlich hier und da gelang, auch einmal über etwas längere Strecken das linke Bein beim Gehen wieder lockerer durchzuschwingen und den Fuß normaler abzurollen, fing ich an zu glauben, daß ich heimkehren werde!

Ein Jahr danach

Es ist jetzt ein Jahr her, daß ich aus den Kliniken wieder in die Freiheit und in ein eigenverantwortliches Leben entlassen wurde; eineinhalb Jahre nachdem der Schlag mich aus dem gewohnten Leben riß[4].

Die Entwicklung ist weitergegangen in die richtige Richtung. Ein mehrwöchiger Aufenthalt in einer süddeutschen Fachklinik und die dortige physiotherapeutische Behandlung durch ein Team von neurologisch geschulten Fachkräften, zu der meine hiesige Therapeutin nachdrücklich geraten hatte, hat sich als besonders hilfreich erwiesen. Regelmäßig erhalte ich weiter die ärztlich verordnete Krankengymnastik zu Hause. Jeden Morgen nehme ich ferner eine gerinnungshemmende Tablette und werde dies für den Rest meines Lebens tun müssen. Die weiterhin drohende Verstopfung der linken Halsschlagader muß unter ärztlicher Kontrolle bleiben und bedeutet eine gewisse Gefahr. Ob eine erneute Operation nötig sein wird, ist im Augenblick offen.

Ich fühle mich ansonsten wieder recht gut, selbst wenn Arm und Bein noch ihre Grenzen haben. Ganz heimgekehrt bin ich also nicht.

Man hat mich gefragt, ob sich denn die ganze Mühe des letzten Jahres gelohnt habe. Meine Antwort ist ohne Zögern ein eindeutiges Ja, selbstverständlich.

[4] Das Kapitel wurde 1996 ursprünglich als ein zusammenfassender Abschluß für die Erfahrungen des Betroffenen geschrieben. Diese gelten fort bis heute, das heißt 1998, und können jetzt für die zweite Auflage entsprechend abgerundet werden.

Ich habe mir selbst diese Frage nie gestellt und habe therapeutische Anwendungen auch nicht als Mühe empfunden. Ich kann aber verstehen, daß es Menschen geben mag, die sich nach langen Monaten durchaus anstrengender Bemühungen um die Verbesserung ihres physischen Zustandes nach dem Lohn ihrer Mühe fragen, besonders wenn keine spektakulären Verbesserungen unmittelbar spürbar werden. Aber wer bleibt schon freiwillig in dem finsteren Loch, in das er plötzlich gefallen ist, wenn er auch nur den leichten Schein eines Lichts an einem möglichen Ausgang wahrnimmt?

Was also bewegt mich an dieser Stelle im Rückblick auf die letzten eineinhalb Jahre?

Vor allem bewegt mich, daß ich den Schlaganfall nicht habe verhindern können. Ich war mir trotz der beschriebenen Vorwarnungen nicht der Gefahr bewußt, in der ich mich befand. Ich sehe das heute durchaus als eigenes Versagen, denn selbst wenn es mehr öffentliche Aufklärung über den Apoplex oder Vorsorgeuntersuchungen gegeben hätte, hätte ich diese Angebote in meiner damaligen Arroganz vermutlich genausowenig wahrgenommen wie ich bis heute die überall angebotene Lungen-, Krebs- oder Herzinfarktvorsorge vernachlässigt habe. Ich wünschte mir, daß ich meinem körperlichen Zustand mehr Aufmerksamkeit gewidmet hätte und meiner beschriebenen Naivität und Überheblichkeit gegenüber selbstkritischer gewesen wäre. Schon so hat es sich gelohnt, mehr Selbstkritik zu gewinnen.

Die verschiedenen Phasen der aktiven Rehabilitation habe ich nie als Mühe empfunden. Natürlich war das alles zeitaufwendig und beanspruchte meine Aufmerksamkeit. Was aber hätte ich Sinnvolleres und Spannenderes tun können, als mich um die Verbesserung meiner Behinderungen zu kümmern, mit denen ich mich ja ohnehin bei jedem Griff und jedem Schritt mit oft ohnmächtigem Zorn zu befassen hatte? Jede kleine Verbesserung hat jede noch so große Mühe gelohnt! Wie kann man überhaupt fragen, ob es sich lohne, wieder besser gehen oder mit der Hand zugreifen zu lernen?

Schwieriger wird die Antwort, wenn man erfahren muß, daß die sichtbaren Erfolge doch lange auf sich warten lassen, daß man allein mit Willenskraft kaum etwas bewegen kann und schon gar nicht schneller als die Natur es zuläßt. Hier kann ich wohl Verständnis entwickeln für einen Betroffenen, der mit seinem Schicksal zu hadern beginnt und mit den Anghörigen, die die Launen des Kranken kaum noch ertragen wollen. Auch Geduld haben ist nämlich eine Mühe.

Und dennoch lohnt auch diese! Ich habe lernen können, den Begriff Erfolg neu zu definieren. Ein Erfolg ist nämlich nicht nur quantitativ zu messen. Nicht die Strecke in Metern oder Kilometern, die man auf seinen eigenen Füßen zurücklegen kann, mißt den Erfolg der physischen Verbesserung, sondern man lernt wieder, die kleinen Wunder des menschlichen Körpers richtiger einzuschätzen. Wenn man sieht, wie eine bloße Störung des Gleichgewichts zwischen Anspannung und Entspannung von Muskeln es verhindert, daß man gehen kann, und wie nach wochenlangem Üben plötzlich die Balance sich wieder einzustellen scheint und auf einmal – vielleicht nur für wenige Schritte – das Knie sich wieder locker durchbiegt und ein richtiger Schritt möglich wird, so ist dies ein ungemein befriedigender Lohn für jede Mühe und ein unendlich größerer Erfolg als jeder zusätzlich bewältigte Kilometer.

Die ganze Zeit über bis heute wurden meine physiotherapeutischen Übungen stetig fortgesetzt, und ich habe mit meiner Therapeutin darüber sprechen können, was ich bei den verschiedenen Körperbewegungen fühlte und was sie beobachtete. Dabei ist mir vieles klarer geworden, was ich vorher noch nicht verstanden hatte. So kann ich heute spüren, daß nicht nur mein linker Arm und mein linkes Bein betroffen sind, sondern meine gesamte linke Körperhälfte. Das erklärt mir jetzt meine Hilflosigkeit beim Schwimmen und das gestörte Gleichgewichtsgefühl beim Gehen. Ich habe inzwischen noch deutlicher erfahren, daß mit bloßer Willensanstrengung gar nichts zu gewinnen ist. Nicht Anspannung ist mein Problem, sondern Entspannung. Ich bemerkte das einmal ganz unvermittelt, als ich meinen Stock in der betroffenen Hand hielt und die Therapeutin mich aufforderte, ihr den Stock zuzuwerfen. Dazu mußte ich nicht nur einen entsprechenden Schwung mit dem Arm nehmen, sondern vor allem im richtigen Augenblick auch die haltenden Finger öffnen. Genau das gelingt mir nicht. Der gesunde Leser versuche es einmal und bemerke, wie selbstverständlich sich bei ihm im richtigen Augenblick die Hand wie von selber öffnet. Wenn mir heute also jemand empfehlen sollte, ich möge doch Sport oder gar Ballspiele betreiben, so weiß ich, daß er es zwar gut mit mir meint, aber nicht erkannt hat, wo der Schaden bei einem Schlaganfall eigentlich liegt.

Mir sind von Lesern auch Fragen nach Einzelheiten der Folgen des Schlaganfalls für sehr intime Bereiche meines Körpers gestellt worden. Diese Fragen sind verständlich und haben aus der Sicht der Fragesteller sicher eine Berechtigung. Dennoch bitte ich um Verständnis, wenn ich hier eine Grenze in meiner Bereitschaft zu völliger Offenheit ziehe. Hier möchte ich die vertrauensvolle persönliche Beratung des Betroffenen durch seinen Arzt oder Psychologen empfehlen.

Meine therapeutischen Übungen sind in den vergangenen Monaten differenzierter geworden, ich bewundere immer wieder, mit wie viel Einfallsreichtum meine Therapeutin Wege findet, bestimmte Nerven- und Muskelstränge bei mir zu aktivieren, die ich nur noch unzureichend selber spüre. Sie streicht mir beispielsweise plötzlich ein Stück Eis aus der Tiefkühltruhe über die richtigen Stellen auf der Oberseite der Zehen des linken Fußes, die sich darauf wie »vor Schreck« fast automatisch hochbiegen und mich so beim Durchschwingen des Beines nicht mehr stolpern lassen.

Wir beide, Betroffener und Therapeutin, hatten in den Monaten der Behandlung nicht nur physische Probleme zu überwinden, sondern mußten immer wieder auch Enttäuschungen verkraften und viel Geduld aufbringen. Gelegentlich zeigen sich bei mir auch Anzeichen für Überforderungsängste, wenn ich komplizierte Aufgaben lösen soll. Dann erschwert mir die eigene hektische Ungeduld die Lösung. Das gilt schon für körperliche Übungen in der Therapie, besonders, wenn ich krampfhaft mit viel Anstrengung versuche, die Zehen beim Durchschwingen des Beines zu heben. Meine Therapeutin muß dann meine plötzlich verkrampfte linke Hand wieder in Normalstellung bringen. Aber auch die Bewältigung von komplexeren geistigen Zusammenhängen bringt mich in ähnliche Spannungszustände. Gebrauchsanweisungen für mein neues Telefon etwa oder den Videorecorder kann ich dann kaum noch mit Gelassenheit lesen und schon gar nicht verstehen. So gerate ich bei Bedienungs- und Reparaturversuchen regelmäßig in Schwierigkeiten und durchlebe dann auch hin und wieder die alten, sonst inzwischen weitgehend beherrschten Wutausbrüche.

Manchmal denke ich, ich hätte in den Jahren der Therapie eine zwar begrenzte, insgesamt jedoch ausreichende Körperbeherrschung wiedererlangt. Die therapeutische Arbeit empfinde ich insgesamt als recht anstrengend. Ich führe die Ermüdung gelegentlich auch auf die Leistungsgrenzen durch den normalen Alterungsprozeß mit nahezu 73 Jahren zurück. Dennoch: Es gibt immer wieder Erfolge, über die ich mich fast kindlich freuen kann und die mir immer wieder Mut machen. So kann ich heute meine Lage durchaus mit innerer Ruhe und ohne Verzagen betrachten. Es lohnt sich weiterzumachen!

Meine Bemühungen konzentrieren sich seit Monaten auf

mein linkes Bein. Ich kann noch immer nicht zügig spazieren gehen, geschweige denn schweißtreibend sportlich flott wandern. Aber ich bin nach einer Therapiestunde manchmal ganz glücklich, ein paar Schritte normal gegangen zu sein und dies Vermögen bei meinem nächsten Gang an die frische Luft gewissermaßen in meinen Alltag hinein bewahren zu können. Es ist also nötig, aktiv und engagiert mit der Therapie fortzufahren, selbst dort, wo Erfolge nach außen nur wenig sichtbar sind. Mein Arzt hat mir versichert, nach einem Schlaganfall habe man sein ganzes Leben lang (!) die Chance, die Ausfälle zu verbessern. Nur dürfe man nicht nachlassen, sich darum zu bemühen, sonst würde sich der Zustand sogar wieder verschlechtern.

Meine eigenen Erfahrungen und die Beobachtungen als Sprecher einer Selbshilfegruppe Schlaganfall lassen mich daher hier die Hoffnung aussprechen, daß Krankenkassen und Politiker dies immer als ganz wichtige Notwendigkeiten in ihre Entscheidungen einbeziehen mögen! Das älteste Mitglied meiner Selbsthilfegruppe ist heute über 80 Jahre alt und von imponierender Aktivität und Selbständigkeit. Sie erlitt ihren Schlaganfall vor mehr als 30 Jahren und hatte schwere Behinderungen zu überwinden. Wir können sie zu ihren Erfolgen nur beglückwünschen. Man könnte aber auch argumentieren, daß lebenslange Therapie und eigene Aktivität hier dem Steuerzahler die hohen Kosten eines Pflegefalls erspart haben.

Die Beobachtung der körperlichen Verbesserungen durch die Anwendungen und Bemühungen brachte mir noch weiteren Gewinn. Diese Erfahrungen haben mich auch psychisch verändert. Ich denke heute, daß mehr Geduld mit mir selbst und meinen Angehörigen, sowie mehr Verständnis und mehr Einsicht durchaus Verbesserungen meines Wesens sind und ein Lohn der Mühe, den ich schon jetzt nicht mehr missen möchte. Meine Frau und meine Kinder bestätigen mir das.

Trotz der oben beschriebenen Grenzen meiner Selbstbeherrschung meinen sie, es sei insgesamt leichter geworden, mit mir umzugehen, auch wenn es sicher immer noch nicht einfach ist. Mich beruhigt der Gedanke sehr. Es zeigt sich also immer wieder, daß in der Geschichte eines Schlaganfalls die Angehörigen des Betroffenen mitbetroffen sind. Mir ist es vielleicht der bedeutendste Lohn meiner Bemühungen um die Bewältigung des Apoplex, daß mir mein Sohn bestätigt, er könne jetzt besser mit mir auskommen als früher, und ich hätte durch die Krankheit mehr Verständnis für andere entwickelt.

Wer kann da noch fragen: »Hat sich denn die ganze Mühe gelohnt?« Wo wäre ich heute, hätte ich nicht aktiv mitgeholfen, die Situation zu verbessern? Ich säße hilflos, vergrätzt, meine Minderwertigkeit beweinend, mit mir und der Welt hadernd im Rollstuhl, mir und der Welt, vor allem meiner Frau, eine Last.

So bin ich heute trotz allem wieder ein fröhlicher, auch in Gesellschaft verträglicher Mensch.

Und ich habe gelernt: »Der Fortschritt ist eine Schnecke.« (Günter Grass)

Aber auch sie kommt voran!

Zwei Jahre später

Bei einem Schlaganfall ist man vor Überraschungen nie sicher.

Im Spätsommer 1996 glaubten wir, die Erkrankung habe mit ihren Folgen einen gewissen Abschluß in ihrer Entwicklung erreicht, auch seien die therapeutischen Maßnahmen und deren Wirkungen in einer abgerundeten Vollständigkeit dargestellt. Daher entschieden wir uns, das Manuskript abzuschließen. Wir fühlten uns bereit, nunmehr den Schritt an die Öffentlichkeit zu wagen.

Schon bald sollte sich zeigen, daß dies voreilig war. Es setzten Entwicklungen ein, deren zeitweilige Dramatik jetzt eine Fortsetzung nötig machen.

Das Schwert des Damokles

Seit der Antike gilt der sprichwörtliche *Damokles* als das Symbol für den Menschen, der sein irdisches Leben zwar in Reichtum und Genuß verbringt, aber unter der ständigen Bedrohung einer Katastrophe lebt. Ein scharfes Schwert schwebt, nur von einem feinen Haar gehalten, über seinem Kopf und kann jederzeit herabstürzen und ihn tödlich treffen.

Spätestens im August 1996 wurde ich zum *Damokles* unter dem drohenden Schwert.

Es ist berichtet worden über die Verengung der linken Halsschlagader, die auch nach der erfolgreichen Operation der rechten Karotis aus dem Mai 1995 weiterhin der ständigen Beobachtung bedurfte, weil auch hier eine Verengung festgestellt worden war. Einzig eine Abwägung der gegenseitigen Risiken: »Hier Operationsrisiko – dort Risiko eines erneuten Schlaganfalls aus der linksseitigen Stenose heraus« hatte zu jenem Schwebezustand geführt, mit dem ich gut leben zu können glaubte. Das ging bei regelmäßiger Untersuchung durch das Fachärzteteam mit ihren aufwendigen technischen Apparaten problemlos bis zum Sommer 1996. Die Doppler-Sonographie ergab zu dem Zeitpunkt, daß die Beeinträchtigung des Blut- und damit des Sauerstoffzuflusses zum Gehirn ganze 50% – 60% betrug. Das klang eigentlich beruhigend und ließ größere, risikoreiche Eingriffe wenigstens vorerst als nicht nötig erscheinen.

Dann aber kam jene Routineuntersuchung im Frühherbst 1996, bei der der Arzt besorgt festellte, daß die Werte sich auf

70% verschlechtert hatten. Das Schwert des Damokles begann, sich zu lockern, das Haar, das es hielt, fing an, sich durchzuscheuern. Die ärztliche Reaktion darauf war eindeutig. Die Zeitabschnitte zwischen den einzelnen Kontrollen wurden sofort verkürzt.

Am 5. November 1996 begann dann mit der vorgezogenen Ultraschalluntersuchung ein Wettlauf mit der Zeit, der von allen Beteiligten durchaus als dramatisch empfunden wurde. Diese Duplex-Sonographie stellte eine Verstopfung der Halsschlagader von sage und schreibe 90 % fest. Das war eine ungewöhnlich schnelle und gravierende Verschlechterung der Situation. Die Entscheidung des Arztes lautete: Operation und zwar so schnell wie möglich!

Wenn man die Stenose der Karotis auf dem Bildschirm sieht, wirkt die gestörte Versorgungslage des Gehirns geradezu beängstigend. Man erkennt die Halsschlagader mit einem Gesamtdurchmesser von der Größe ungefähr eines Zehnpfennigstücks. Davon sind neun Zehntel schwarz und verstopft. Ganz am Rand in einer Ecke quält sich ein dünnes Rinnsal roten Blutes durch die Enge, unter großem Druck und starkem pfeifenden Rauschen, wie bei einem Gartenschlauch mit Druckreiniger. Ein Arzt erklärte, das Blut rausche jetzt mit der Geschwindigkeit eines herabstürzenden Bergbaches durch die enge Schlucht, die dem Blutstrom in der Halsschlagader verblieben war. Dabei konnte jederzeit ein Blutgerinnsel mitgerissen werden und lebensnotwendige Hirngefäße verstopfen, eben zu einen neuen Schlaganfall führen.

Diese letzte Duplex-Sonograpie war nötig geworden, als ich bereits zur Vorbereitung der Operation stationär in der Klinik aufgenommen war und nachdem die Ärzte entschieden hatten, zur Diagnostik vor der Operation diesmal auf einen Eingriff in den Körper hinein mit einer Sonde zu verzichten. Vor gut einem Jahr hatte jene Angiographie zu dem schwereren Schlaganfall vom April 1995 mit all seinen Folgen geführt. Eine Wiederholung sollte diesmal ausgeschlossen werden. Aber obwohl die Ultraschalluntersuchung von außen sicher zu sein versprach, trat dennoch etwas ganz Ähnliches ein: Vermutlich war die Lage in der Stenose so labil, daß allein der Außendruck des Schallgebers auf die Arterie einen Embolus löste, der dann in dem heftigen Blutstrom weiterwanderte.

Ich erlitt in diesem Augenblick also gewissermaßen einen dritten Schlaganfall!

Es war gerade diese Situation, die die Ärzte mit der neu entwickelten Methode zu vermeiden gehofft hatten, während ich gar nicht wußte, in welcher Gefahr ich mich befand.

Die Duplex-Untersuchung war fast abgeschlossen, als ich plötzlich spürte, daß ich auf dem linken Auge nichts – gar nichts – mehr sehen konnte. Ich deckte zunächst mein linkes Auge mit der Hand ab und bemerkte, daß ich rechts alles sah: Lampe, Licht, Vorhang, ein rötliches Plakat und die blonden Haare des behandelnden Arztes. Dann deckte ich das rechte Auge ab, und sah überhaupt nichts mehr, nicht einmal den Lichtschein der Lampe, von der ich ja wußte, daß sie hell leuchtete. Ich sah nicht einmal Dunkelheit oder Schwarz. Die Kategorie »Sehen« existierte für das linke Auge einfach nicht mehr!

Mit dem in den vergangenen Monaten erworbenen Wissen um die Phänomene rund um den Schlaganfall erkannte ich genau die gleiche Situation, die mich ganz kurz vor meinem ersten Schlaganfall, nämlich im März 1995, überfallen hatte, als ich plötzlich das halbe Fernsehbild nicht mehr sehen konnte.

Diese Erfahrung ließ mich diesmal den Ausfall sofort dem untersuchenden Arzt mitteilen, und das hat vermutlich Schlimmeres verhindert. Ich habe gespürt, wie ernst er die Lage einschätzte. Als erstes unterbrach er unmittelbar die laufende Ultraschalluntersuchung und legte einen Tropf mit einem gerinnungshemmenden Medikament an. In kürzester Zeit waren dann vier Ärzte herbeigerufen und um mich herum, was mir bestätigte, daß eine bedrohliche Situation eingetreten war, die sofortiger Beachtung bedurfte. Der untersuchende Arzt hat mir später in einem persönlichen Gespräch gestanden, er habe nach jenem Freitag, dem 15. November 1996, durchaus ein unruhiges Wochenende verbracht, bis er die Gewißheit erhielt, daß ich nicht blind geblieben war.

Man kann als kranker Mensch auch einmal Glück im Unglück haben. Was also war mit mir an diesem Abend geschehen? Aus der labilen, man sagt symptomatischen Stenose in der linken Halsschlagader hatte sich tatsächlich ein Embolus gelöst. Er hatte – durch welchen glücklichen Zufall auch immer – jedoch nicht den direkten Weg ins Gehirn genommen, sondern die letzte Abzweigung davor gewählt, jene Ader, die das linke Auge mit Blut und Sauerstoff versorgt. Ohne diesen Umweg wären Teile der linken Gehirnhälfte blockiert worden und hätten die einzig noch intakte Körperseite lahmgelegt. Auch das Sprachzentrum wäre mit Wahrscheinlichkeit betroffen worden. Ich hätte nicht mehr sprechen können.

Es sei hier dem Leser überlassen, sich im einzelnen auszumalen, was all dies für den Betroffenen konkret bedeutet hätte, und wie all dies ohne den glücklichen Zufall und ohne die sofortige Hilfe durch medizinisches Fachpersonal hätte ausgehen können.

Nach der medikamentösen Erstversorgung wurde dann die benachbarte Augenklinik eingeschaltet, die zwei Emboli in der Netzhaut sichtbar machen konnte. Nach etwa zwei Stunden kehrte die Sehkraft Schritt für Schritt und schließlich vollkommen zurück.

Es war dieser Novemberabend, der besonders bei mir, aber wohl auch bei Ärzten die Befürchtung konkrete Formen annehmen ließ, das Schwert des Damokles könne herabstürzen, bevor rettende Maßnahmen, eben die Operation durchgeführt werden konnte. Als vorsorgendes Hilfsmittel blieb solange nur der Dauertropf mit einem gerinnungshemmenden Medikament (Heparin). Anders als ein Jahr zuvor habe ich diesmal nicht unter den Behinderungen durch die Fesselung an Schläuche und Tropfgestell gelitten, sondern all dies dankbar wie einen Rettungsring begrüßt. Gewöhnlich dürfte ein kranker Mensch einer größeren Operation mit Unruhe und Bangen entgegensehen. Das war hier anders. Es gab nichts, was ich so sehnlich herbeiwünschte wie die Operation, die mich von der Damoklesbedrohung befreien sollte. Erst wenn die Stenose operativ ausgeräumt war, konnte man sicher sein, daß nicht erneute Blutgerinnsel abgelöst und ins Gehirn gespült würden. So wurde ich in den letzten Stunden innerlich immer ruhiger, je näher die Operation rückte. Jede Störung dieses Zeitplans empfand ich dagegen als akute Bedrohung.

Der Moment des Aufwachens nach der Operation war vielleicht die glücklichste Minute meines Lebens, als ich nämlich merkte, daß ich sprechen, also den Arzt fragen konnte: »Wie ist es gelaufen?« und dann die Antwort verstand: »Sehr gut, aber es war allerhöchste Zeit!« Meine Familie und ich betrachten jenen 22. November 1996 heute als meinen zweiten Geburtstag.

Was ist zu tun?

Die Situation des »Damokles« D.P. und die aufregenden Ereignisse aus jenen Novembertagen 1996 bieten ein geradezu klassisches Beispiel für die immer wieder geforderte fachgerechte Beobachtung von Risikofaktoren, von Voranzeichen und die unmittelbare Einleitung der richtigen Maßnahmen durch Fachärzte. Das Ergebnis beweist, wie gut die Chancen für eine erfolgreiche Bewältigung der Krisensituation Schlaganfall sein können, wenn von allen Beteiligten richtig und schnell gehandelt wird.

Schon in den Monaten vor der dramatischen Zuspitzung hatte ich in eigener Verantwortung und in Befolgung ärztlicher Ratschläge eine Reihe von Risikofaktoren ausgeschaltet. Vor allem hatte ich, der ich früher ein starker Pfeifenraucher war, das Rauchen völlig aufgegeben. Blutdruck und Blutfettwerte ließ ich kontrollieren und konnte dabei zu meiner Erleichterung feststellen, daß die gemessenen Werte günstig lagen. Auch Diabetes mellitus (Zuckerkrankheit) wurde nicht festgestellt.

Nicht zu beeinflussen war der Risikofaktor Alter. Dagegen war Stress bei meiner ungeduldigen Natur nicht immer ganz zu vermeiden. Die vorbeugenden Maßnahmen waren mit Sicherheit hilfreich und haben dennoch die Zuspitzung der Entwicklung nicht verhindern können. Vielleicht wäre sie aber ungünstiger verlaufen, wenn die Voraussetzungen schlechter gewesen wären.

Entscheidend war mit Sicherheit, daß die Gefährdung durch die wachsende Stenose in der linken Karotis durch regelmäßige sonographische Kontrollen rechtzeitig erkannt werden konnte und sich so die Möglichkeit eröffnete, in Ruhe und schließlich mit Nachdruck die nötig gewordenen Maßnahmen einzuleiten. Am Allgemeinbefinden war die wachsende Gefährdung nicht abzulesen. Ein drohender Schlaganfall verursacht keine Schmerzen und auch keine Atemnot. Die Bedrohung durch den sich anbahnenden Hirninfarkt läßt sich mit akzeptablem Aufwand nur durch die relativ zeitsparende und preisgünstige Doppler oder Duplex-Sonographie in einer entsprechend ausgestatteten Praxis oder Klinik feststellen. Der Hausarzt oder der Patient selber wären hier mit ihren Standardmitteln einfach überfordert. Eine Untersuchung mit dem Stethoskop ist ungenügend. Die Stenose verursacht auch keinen Mundgeruch und läßt die Fieberkurve nicht steigen. Über Monate war die Stenose mit circa 60% konstant geblieben, der Arzt stellte bei der Doppler-Sonographie im August ein Ansteigen auf 70% fest und verordnete folgerichtig eine Verkürzung des Kontrollrhythmus. Wie ungemein wichtig diese Entscheidung gewesen war, erwies sich schon zwei Monate später bei eben der vorgezogenen Kontrolluntersuchung am 5. November. Ohne sie hätte niemand festgestellt, daß kaum noch Blut durch die jetzt 90%ige linksseitige Stenose ins Gehirn gelangte, und daß jederzeit Blutgerinnsel zum Hirn abgespült werden konnten. Am eigenen Befinden war dies nicht zu bemerken, insbesondere, da ja auf normalem Wege die Gefäße im Kopf sich Ausweichwege zur Versorgung der darbenden Gehirnhälfte gesucht hatten. Der Patient fühlte sich – noch – wohl und kräftig und dachte mit keinem Gedanken an einen erneuten Klinikaufenthalt. Nur der Spezialist konnte die Gefahr erkennen und auf beschleunigte Operation drängen. Das war die eigentliche Rettung.

An dieser Entwicklung ist die immense Bedeutung von richtiger Vorsorge für die Bekämpfung der Apoplexie in unserem Lande mit eindrucksvoller Deutlichkeit abzulesen. Man muß daher die zur Zeit laufende Informationskampagne der Stiftung Deutsche Schlaganfall-Hilfe mit Überzeugung voll unterstützen. Möge sie erfolgreich dazu beitragen, die hohe Zahl der Schlaganfälle energisch zu reduzieren mit all ihren verheerenden Folgen (wie etwa Dauerinvalidität) für Betroffene und Angehörige und für die Kosten des Gesundheitswesens.

Das beschriebene Beispiel des unmittelbar einsetzenden Infarkts während der Untersuchung verdeutlicht noch eindringlicher, was zu geschehen hat, wenn der Anfall doch eintritt. Man kann heute eindeutig einen Schlaganfall mit guten Aussichten auf Erfolg behandeln, wenn dies nur ganz schnell durch Fachärzte und mit den entspechenden medizinischen Geräten geschieht. Es war, wie in der Darstellung deutlich wird, ganz offenbar eine dem richtigen ischämischen Schlaganfall durchaus vergleichbare Situation eingetreten. Ein Arzt konnte den Anfall praktisch live beobachten und das Notwendige veranlassen. Die Umstände waren dadurch besonders günstig für einen Erfolg, weil zusätzlich weitere Fachärzte sehr schnell zur Verfügung standen und die benachbarte Augenfachklinik sogar am späten Abend zu weiterer Diagnostik herangezogen werden konnte. Noch entscheidender als die auf diese Weise schnell zurückgeholte Sehkraft war aber, daß schon in den nächsten Tagen die rettende Operation der Halsschlagader durchgeführt werden konnte. So wurde die unmittelbar drohende Gefahr eines diesmal »vernichtenden« Schlaganfalls auf der anderen Körperseite mit all seinen Folgen in letzter Minute abgewendet. Die Stunden der Wartezeit bis zur rettenden Operation waren dann fachärztlich unmittelbar begleitet und abgeschirmt. Nicht jeder Patient wird soviel Glück im Unglück haben können, aber hier zeigt sich eindringlich, wie nötig und wie hilfreich die Einrichtung von spezialisierten Schlaganfallstationen mit personeller und materieller Fachaustattung zur Erstversorgung unmittelbar nach dem Anfall in den allgemeinen Krankenhäusern ortsnah zum Patienten wirken könnten. Solche Einrichtungen sind in anderen Ländern unter dem Namen »Stroke Units« bekannt und bewährt.

Man kann der Geißel Schlaganfall also erfolgreich begegnen! Wir können lernen, den Schlaganfall besser zu beherrschen, wenn wir uns nur ein wenig bemühen und wenn wir nur wollen: Betroffene genauso wie Angehörige, Ärzte und Therapeuten, und auch Politiker. Jeder von ihnen könnte ein nächstes Opfer sein.

Stein an der Ostsee, im Dezember 1997 Dietrich Peinert

Stefanie Esan

Die Therapeutin

Mit Dank an
Werner Münz
für viele Inspirationen.

Anmerkungen
zu Dietrich Peinert:

Aus dem Gleichgewicht

Die Geschichte eines Schlaganfalls

Alles was wir brauchen
ist Hoffnung
auf der Suche nach dem
was uns wirklich ausmacht

Menschen mit einem »Handicap«
brauchen viel davon
um in jeder Lebenslage
jeden Moment
jeden Tag
einen neuen Schritt zu wagen
zu lernen
mit dem was sie ausmacht
eine Brücke zu schlagen
zur Hoffnung
zu sich selbst
und zu uns

Hoffnung zeigt neue Wege

Stefanie Esan

Sehr schwer ist es auch für mich, einen Anfang zu finden und einen Schritt zu wagen, der mir schon immer sehr schwer fiel, nämlich den in die Öffentlichkeit.

Letztlich hat mich die so ehrliche und mitreißende Geschichte von D.P. aber doch überzeugt, daß es der Mühe wert ist, wenn wir mit unserem Buch auch nur einem betroffenen Menschen Mut machen oder dessen Angehörigen helfen, vielleicht die vielen noch unbeantworteten Fragen zu klären.

Wer auch im therapeutischen Bereich tätig ist, weiß sicherlich um meine Ängste, mich hier öffentlich zu äußern. Natürlich wird es immer jemanden geben, der alles viel besser und natürlich auch ganz anders machen würde, mit mehr Zertifikaten in der Schublade und wahrscheinlich größerem Selbstbewußtsein.

Aus diesem Grund möchte ich hier eines ganz deutlich betonen: Dieses Buch ist aus Erfahrungen, Gefühlen und Gedanken entstanden, die mir in Zusammenarbeit mit D.P. gekommen sind. Ich maße mir nicht an, ein komplett fundiertes neues Werk über die Zusammenhänge von Apoplexie und Therapie zu schreiben. Vielmehr möchte ich eine Seite meines Berufes darstellen, die viele Therapeuten/innen sicherlich kennen, die manchen Patienten und Betroffenen aber eventuell doch fremd sein wird.

Vielleicht kann dieses Buch mit meinen Anmerkungen auch helfen, uns alle daran zu erinnern, daß es immer nur um eines gehen sollte, nämlich den Menschen, der krank und – und wie D.P. so treffend sagt – *aus dem Gleichgewicht* ist.

Kiel, im Dezember 1997 Stefanie Esan

Bezug: Der Sturz

D.P. erzählte mir von seinem Schlaganfall wie von einer spannenden Geschichte. Ich war anfangs sehr überrascht von seinem Intellekt und seiner Art und Weise, Erlebnisse und Eindrücke so unglaublich deutlich und klar zu formulieren und wiederzugeben. Das bedeutet nicht, daß ich etwa Apoplexie-Patienten von vornherein Intellekt absprechen will, ganz im Gegenteil. Nur habe ich bislang wenig Menschen und Patienten kennengelernt, die so offen und verletzlich bereit waren, über sich selbst und vor allem über Gefühle zu sprechen. Anfangs war meine Angst vor so viel Offenheit und persönlichem Kontakt fast größer als mein Interesse an einem so mitreißenden und therapeutisch gesehen wichtigen Feedback.

Alle Bücher über das sogenannte klassische Helfersyndrom bei Menschen in therapeutischen Berufen wirken bei mir inzwischen auch schon alarmierend. Hinter diesem Begriff verbirgt sich die Neigung von Menschen in sozialen Berufen, Patienten über ihren Aufgabenbereich hinaus zur Verfügung zu stehen. Zum Beispiel, daß Physiotherapeuten Patienten auch in der häuslichen Pflege unterstützen, Einkäufe erledigen, Privatangelegenheiten regeln, und vieles andere mehr.

In diesem persönlichen Engagement verlieren sich viele Therapeuten völlig, so daß die Grenze zwischen Berufs- und Privatleben nicht mehr existent ist. Emotional entstehen hier häufig Abhängigkeiten, die sich für beide Seiten zur Belastung entwickeln können.

Beginnt ein Patient, mich in seine Privat- bzw. Intimsphäre mit einzubeziehen, versuche ich erst einmal, diesen Punkt für mich persönlich zu klären.

Nach einigen Jahren Praxiserfahrung hat wohl fast jeder Therapeut, der Hausbesuche kennt, die gemeinsamen Essen, den Gang zur Post oder Bank, die Unterstützung in der Grundpflege (wie z.B. Baden), usw. einfach schon zu häufig erledigt. Dazu kommen störende Telefonanrufe in der Nacht oder am Wochenende.

Sicherlich ist die Arbeit am und mit Menschen immer eine besondere Verantwortung, aber jeder Therapeut braucht seine Grenze, seinen Freiraum und Abstand, um täglich und eventuell sogar über Jahre motiviert sein zu können. Zeit, um die emotionalen Akkus wieder aufladen zu können.

Bei D.P. wichen aber meine diesbezüglichen Ängste ganz schnell dem wirklichen Interesse an diesem für mich fachlich sehr interessanten und menschlich sehr sympathischen Patienten, zumal D.P. weder sozial noch emotional meine persönliche Hilfe suchte.

Nur wenige Patienten oder Familienangehörige wissen, daß die Ausbildungsrichtlinien in der Physiotherapie den Bereich der Psyche des Menschen kaum berücksichtigen. Das erklärt, warum Therapeuten und auch Pflegepersonal häufig verzweifeln an den schier unlösbaren Ansprüchen, die emotional an sie herangetragen werden.

Wie sehr die physische Rehabilitation von der seelischen Verfassung abhängt, wird durch D.P. in allen Kapiteln immer wieder deutlich hervorgehoben. Aber auch die Therapie der Psyche sollte Fachleuten überlassen sein, die dem Patienten bei auftretenden Problemen wirklich effizient Hilfestellung bieten können.

Für Schlaganfallpatienten bedeutet dies, daß ihre Betreuung vom ersten Krankheitstag an von einem qualifizierten Team aus Therapeuten, Pflegepersonal, Ärzten und besonders auch Psychologen bestehen und 24 Stunden lang am Tag durchgeführt werden muß.

THERAPIE
(motorisches Lernen)

Das Arbeiten mit D.P. bedeutete für mich eine sehr seltene Erfahrung. Ich möchte versuchen, das hier für Außenstehende genauer zu erklären.

Innerhalb der meist sehr langen Therapiezeiten erreichen sowohl Patienten als auch Behandelnde häufig sogenannte »Frustphasen«. Jeder Therapeut weiß jetzt sicherlich, was gemeint ist. Stagniert der Erfolg beim Patienten, drängt sich sofort die Frage auf: »Könnte jetzt ein anderer Therapeut mit mehr Fortbildungen einen besseren Behandlungsverlauf erzielen?«

An diesen persönlichen Zweifeln hängt eine ganze Industrie. In keinem anderen Berufszweig sind wohl so viele Arbeitnehmer bereit, ihren Jahresurlaub und einen großen Teil ihres Gehalts freiwillig in Fortbildungen zu investieren, ohne daß sich die erworbenen Zertifikate später in der Gehaltsstufe o.ä. rentieren würden.

Mir blieb diese »Frustphase« bei D.P. erspart, denn ich hatte immer das Gefühl, daß er motiviert war und somit in jeder Therapiestunde motorisch und sensibel gelernt hat. Um so dankbarer bin ich nun, daß ich D.P. kennenlernen und behandeln konnte, denn durch ihn war es mir möglich, eine neue, persönliche Dimension in meiner Arbeit zu erreichen.

Durch seine hohe emotionale Bereitschaft und seine Konzentrationsfähigkeit gelang es uns immer wieder, verloren geglaubte Bewegungsmuster in ihrer gesamten Komplexität im Gehirn wieder anzusteuern. Man kann sich dies ungefähr so vorstellen als würde man einen herausgezogenen Stecker wieder in die Steckdose einführen, und schon läuft alles wieder, wie es sein sollte.

Unter sensibel verstehe ich hier den Bereich der Oberflächen- und Tiefensensibilität. Grob zusammengefaßt ist die Oberflächensensibilität das Berührungsempfinden der Haut (z.B. warm/kalt, Druck, Vibration etc.) und die Tiefensensibilität das Lageempfinden des Menschen, das heißt auch wenn die Augen geschlossen sind, wissen wir jederzeit, wo zum Beispiel unsere Arme liegen.

Hier fällt mir ein sehr eindrucksvolles Beispiel aus dem August 1995 ein. Herr Peinert war schon länger sehr unzufrieden mit seiner Handfunktion. Die Feinmotorik war für ihn überhaupt nicht, und die Grobmotorik auch meist nur im spastischen Muster anzusteuern. Während einer Behandlungsphase gelang es ihm dann, sich so zu entspannen und emotional ohne Erwartung zu sein, daß er ganz plötzlich allein durch seine Vorstellungskraft wieder seine Finger einzeln bewegen konnte. Ich hatte ihm eine Situation beschrieben, in der er schon stundenlang auf jemanden gewartet hatte und forderte ihn auf, dies durch Handgestik deutlich zu machen. Ganz plötzlich begann er die Finger zu heben, um sie dann in typisch nervöser Wartemanier wieder einzeln nacheinander herunterzulassen.

Wir waren beide so überrascht und erstaunt, daß er die Bewegung immer und immer wiederholte. – Wir feierten dies dann wie einen Sieg.

Seit diesem Tage hat sich seine Handfunktion wesentlich verbessert, so daß er inzwischen sogar feinkoordinative Aufgaben, wie zum Beispiel den Fein- oder Spitzgriff lösen kann, das heißt, daß er den Daumen mit dem Zeigefinger oder den Daumen mit dem kleinen Finger zusammenführen kann.

Diese wesentliche Fähigkeit des Menschen war für D.P. durch den Schlaganfall über Monate hinweg verloren gewesen. Wie wichtig jedoch diese Bewegungen für uns Menschen sind, wird deutlich, wenn man seine eigenen Hände einmal ganz genau beobachtet. Wie oft benötigen wir den Daumen zum Festhalten oder Greifen oder die einzelnen Finger im normalen Alltag!

Anhand dieses Erlebnisses wurde mir klar, daß eine fachlich fundierte Ausbildung für den Therapeuten natürlich vorrangig ist, sie nützt uns aber herzlich wenig, wenn wir zu unseren Patienten und uns selbst nicht die richtige Einstellung finden.

Bezug: Die Lage

Als D.P. mir seine Vorboten des Apoplexes beschrieb, machte mich dies sehr nachdenklich. Dabei hatte es sich ganz offensichtlich bereits um einen sogenannten kleinen Schlaganfall gehandelt, etwas was die Fachliteratur[5] TIA (transitorische ischämische Attacke) nennt, nämlich vorübergehende Krankheitserscheinungen, die wie ein Schlaganfall aussehen, sich aber nach kurzer Zeit zurückbilden. In Süddeutschland ist dafür der verniedlichende, verharmlosende Ausdruck »Schlägle« gebräuchlich, der verrät, wie wenig ernst die Menschen diese gravierenden Vorwarnungen nehmen. Schon häufig habe ich mich gefragt, warum so viele Menschen die alarmierenden Symptome so lange ignorieren, oft bis es wirklich zu spät ist. Aber jeder hat sicherlich schon einmal bei sich selbst festgestellt, daß unsere Körper laut rufen müssen, bis wir endlich bereit sind, auch uns selbst zuzuhören. Wir gehen oft erst dann zum Arzt, wenn sich störende Symptome einfach nicht mehr ignorieren lassen.

D.P. beschreibt in diesem Kapitel, daß sein Bein ihm bereits mehrmals Tage vorher den Dienst versagte. Er schob diese Zeichen auf Überarbeitung und Stress, Müdigkeit oder Kreislaufstörungen und wurde dann letztendlich, wie so viele andere auch, noch total überrascht vom Schlag getroffen. Mitten in der Nacht, ohne zu ahnen, was sich da seit Tagen angekündigt hatte.

[5] Zippel, a.a.O., S.27

Viele Menschen wissen nicht, daß ein Schlaganfall häufig dann ausgelöst wird, wenn zu einer bereits bestehenden Gefäßveränderung ein weiterer Faktor hinzu kommt. Solche Faktoren können sein: Plötzlicher Blutdruckabfall (z.B. im Schlaf), plötzlicher Blutdruckanstieg (z.B. beim sogenannten Pressen auf der Toilette) oder ein Herzinfarkt.

Wenn man bedenkt, daß ein großer Prozentsatz aller apoplektischen Insulte durch stenosierende Arteriosklerosen bzw. Thromben im Bereich der Karotis ausgelöst werden, stellt sich mir immer wieder die Frage, warum eine Vorsorgeuntersuchung beider Karotisarterien in Deutschland immer noch nicht zu den klassischen Vorsorgeuntersuchungen gehört?! In vielen Berichten bekannter Neurologen und Internisten wird immer wieder nachdrücklich darauf hingewiesen, daß man die Durchlässigkeit der Karotis einfach sonographisch bestimmen kann. Man denkt inzwischen bereits über prophylaktische Operationen nach, um Patienten vor einem Schlaganfall zu schützen.

Viele Schlaganfallpatienten hätten vor ihrem gravierenden Beschwerdebild vielleicht bewahrt werden können, besonders wenn sie bereits zu den klassischen Risikopatienten gehören, also wenn Faktoren wie Bluthochdruck, Arteriosklerose, Aneurysma und ähnliches diagnostiziert worden sind. Selbst wenn die Gefahr der Auslösung eines Hirnschlags durch die Angiographie besteht, wie D.P. es erleben mußte, ist ein gefährdeter Mensch mit dem Wissen um einen bestehenden Stenosierungsgrad und die Beratung durch einen neurologischen Facharzt sicher besser vor einem plötzlichen Schlaganfall geschützt.

Dennoch werden heute sowohl Männer als auch Frauen immer noch völlig unvorbereitet vom Schlag niedergestreckt. Sie werden plötzlich aus ihrem Alltag gerissen, und für sie beginnt ein meist langer Weg in die Rehabilitation, in der viele ihr Leben und ihr Zusammenleben mit ihren Familien neu definieren müssen. Natürlich können Schlaganfälle leider auch einen tödlichen Ausgang nehmen, so daß noch nicht einmal die Chance auf eine Rehabilitation mehr verbleibt.

All diese Konsequenzen hat D.P. beschrieben. Sie werden dann klar, wenn die von ihm geschilderte Sturz- oder Dämmerphase abgeschlossen ist. Erst dann kehrt der Mensch wieder in das Leben zurück. Er erreicht zwar die Wachheit wieder, aber nicht mehr so, wie er sie verlassen hat, sondern ganz anders, neu – als Patient.

Viele Betroffene haben ihre ersten intensiven Erinnerungen, wenn sie ihre gestörte Sensibilität bewußt erleben: das heißt, daß sie dann die ihrem geschädigten Hirnbereich gegenüberliegende Seite nicht mehr wahrnehmen. Sie können also diese Körperseite nicht mehr wie gewohnt spüren oder gar deren Lage im Raum bestimmen.

Der Körpermittelpunkt befindet sich dann dem Empfinden nach also nicht mehr zwischen der rechten und linken Seite, sondern es hat sich gewissermaßen die sogenannte gesunde Seite plötzlich in zwei Hälften aufgeteilt. Die betroffene Seite fällt dann teilweise oder ganz aus dem Körperschema heraus, so daß die Berührung der eigenen Hand oder des eigenen Beines zu einem äußerst beängstigenden Schockerlebnis werden kann.

Bezug: Die fremde Hand

D.P. erzählt erschreckt von seinem Erlebnis mit der fremden Hand in seinem Gesicht. Er berichtet hier über etwas, das geradezu typisch für die Situation eines Schlaganfallgeschädigten ist. So kann wohl kaum ein Angehöriger verstehen, warum ein Patient aus dem Bett fällt, weil er, wie er sagt, ständig versuchen müsse, vor dem fremden Körper davonzurücken, den man ihm einfach noch mit in das Krankenbett gelegt habe.

Besucher empfinden es häufig auch als sehr befremdend, wenn der sonst so klare, eigenständige Mensch nunmehr merkwürdig verrenkt im Bett liegt. Es scheint ihn nicht einmal zu stören, wenn Bein oder Arm unbedeckt und nicht selten in sehr unbequemen Gelenkstellungen aus dem Bett baumeln. Diese verwirrende Situation ist für die Angehörigen und den Patienten nicht mit Bemerkungen aus der Welt zu schaffen wie: »Sag mal, das ist doch viel zu kalt, oder?«

Aus D.P.'s Beschreibung wird ferner deutlich, wie wichtig ein offener Umgang mit diesem Thema für den Betroffenen ist, denn es gilt, die scheinbar nicht mehr vorhandenene Körperseite dem Patienten wieder in das Bewußtsein zu bringen. Nur wenn man ihn immer und immer wieder auf dieses Problem aufmerksam macht, hilft ihm dies, sich seiner Situation bewußt zu werden.

Die eigene Aufmerksamkeit muß sich auf die betroffene Seite konzentrieren, und der Patient lernt, sich selbst wieder behutsam um sein Bein oder seinen Arm zu kümmern, wie um einen guten Freund.

Das nur scheinbar groteske Erlebnis von D.P. mit der fremden Hand verdeutlicht also einen ganz wichtigen Aspekt der Folgen eines Schlaganfalls für den Betroffenen und damit auch der Therapie. Welche Gefahren eine solche Wahrnehmungsstörung birgt, wird spätestens dann deutlich, wenn es etwa zu schweren Verletzungen der Hand kommt. Dies ist nicht selten der Fall, wenn der Patient nicht bemerkt, daß seine Hand etwa von der Rollstuhllehne hinab in die Speichen des Rades gerutscht ist. Auch das permanente Liegen der Hand in extremer Handgelenksbeugung kann zu einem venösen Stauungsödem führen, der Symptomatik der sogenannten geschwollenen Hand. Für viele Patienten steigert sich so etwas in ein äußerst schmerzhaftes Schulter-Arm-Syndrom, das die Genesung und Rehabilitation langfristig beeinflussen und beeinträchtigen kann.

Ein wichtiger Meilenstein in dieser frühen Phase ist, daß der Patient wirklich den vollen Tag hindurch Reize über seine betroffene Seite bekommt und empfängt. Dieser Therapiegrundsatz wird in der Bobath-Therapie als 24-Stunden-Konzept bezeichnet und meint, daß alle Personen, die mit dem Schlaganfallpatienten in Kontakt treten, zusammen ein gemeinsames Ziel verfolgen: die schnellstmögliche Rehabilitation des Patienten. Ärzte, Schwestern, Pfleger und Therapeuten, aber genauso auch Angehörige und besuchende Freunde müssen versuchen, an einem Strang zu ziehen.

Dieses bedarf natürlich ein hohes Maß an Kommunikation und Information.

In den Wachphasen des Patienten werden Reize ausschließlich über die betroffene Seite an ihn herangetragen. Er lernt dadurch, seine zweite Körperhälfte wieder wahrzunehmen, gewissermaßen als fehlendes Puzzlestück von sich selbst.

Das gleiche läßt sich auch schon über eine dementsprechende Zimmeranordnung erreichen. Wird das Bett so plaziert, daß der Patient den Kopf zu seiner betroffenen Seite hin wenden muß, sobald jemand den Raum betritt, oder stimuliert die Nachttischanordnung ein Greifen über diese Seite hinweg, so erhält der Patient automatisch auch ohne unser Zutun kontinuierliche Information.

Ein 24-Stunden-Konzept beinhaltet aber nicht nur diese Wachphasen, sondern natürlich auch die Ruhe- und Schlafzeiten. Hier wird die Lagerung des Patienten zum wichtigen Thema. Anfangs wird diese vom Pflegepersonal organisiert und durchgeführt, solange der Patient seine Ausgangsstellung im Bett selbständig noch nicht verändern kann. Durch eine sogenannte spastikhemmende Lagerung wird versucht, die Entstehung eines spastischen Musters zu unterbinden. Dieses Phänomen wird im nächsten Kapitel näher erklärt.

Ein solches Lagerungskonzept wirkt einerseits der Entstehung von Dekubitus (Wundliegen), Thrombose beziehungsweise Embolie und Komplikationen im Bereich von Herz und Lunge entgegen und erzielt ferner eine Wahrnehmungsverbesserung.

Hier wird deutlich, daß die Therapie des Patienten bei ganz einfachen Dingen beginnt und wirklich die vollen vierundzwanzig Stunden des Tages umfassen muß, um Erfolge zu ermoglichen.

Die Darstellung von D.P. verdeutlicht, wie langsam ein Betroffener das Ausmaß seines Schlaganfalls wahrnimmt. So ist es für uns Gesunde kaum vorstellbar, was es für den Betroffenen bedeuten muß, wenn er eine so banale Frage wie: »Wie spät ist es?« nicht mehr beantworten kann, weil er auch bei größter Anstrengung die Winkelstellung der Zeiger auf seiner Uhr nicht mehr interpretieren kann, wie es D.P. geschah. Daran zeigt sich, wie ignorant es ist, wenn man als Therapeut seinen Patienten permanent ermahnt, er möge doch endlich pünktlich zur Behandlung erscheinen.

Der gravierende und schmerzliche Verlust der Sprache ist

vom menschlichen Verstand her wohl für Nichtbetroffene niemals auch nur ansatzweise ermeßbar. D.P. beschreibt seine Freude über die Rückkehr seiner Sprache nur kurz. Ein Patient mit einer sogenannten Aphasie, das heißt einer Sprach- und Verständnisstörung, würde all dies niemals oder zumindest für lange Zeit nicht mehr sagen können.

Aber eine Aphasie bedeutet nicht immer, daß der Patient uns Redende nicht versteht. Sie kann anfangs auch rein motorische Gründe haben. Wenn er aber versteht, so werden diese Worte, die auch für D.P. so große Bedeutung haben, wie Souveränität, Intimbereich und Selbständigkeit, für alle plötzlich wieder immens wichtig.

Viele Patienten mit Verständnisschwierigkeiten oder gar Sprachverlust werden von Besuchern und Personal plötzlich immer lauter angesprochen. Wenn wir auf offensichtliches Nichtverstehen treffen, meinen wir wohl, auf taube Ohren zu stoßen. Doch wie verletzend muß es für den Betroffenen sein, wenn man ihn plötzlich laut, in Kurzsatzsprache oder ganz langsam anspricht und schließlich gar nicht mehr, da ja wohl sowieso keine Reaktion mehr zu erwarten ist.

Wie schnell ein Mensch aus einem selbständigen, eigenverantwortlichen Leben zu einem entmündigten und leider oft entwürdigten Patienten werden kann, könnten uns diese Patienten wohl am allerbesten sagen, wenn sie nur reden könnten!

Bezug: »Vorhölle«

Ein Wort, das bei D.P. immer wieder wie selbstverständlich auftaucht, ist Halbseitenlähmung bzw. Spastik. Wichtig erscheint mir deshalb eine Erklärung, da viele Eindrücke und Gefühle nachher auf diese sogenannte Spastik zurückzuführen sind.

Durch den Schlaganfall kommt es zu einer Schädigung in ganz bestimmten Hirnbereichen. Dies wird als zentrale Störung bezeichnet, die sich dann in ganz bestimmten Lähmungstypen der Muskulatur äußert. Durch den Schlaganfall kam es bei D.P. zu einem dauerhaften Anstieg des Muskeltonus, also dem Spannungszustand der Muskeln in seiner linken Körperhälfte. Das heißt, daß in seinem linken Arm vorwiegend die Beugemuskeln und in seinem linken Bein hauptsächlich die Streckmuskeln betroffen sind. Diese Symptomatik wird dann unter dem Begriff spastisches Muster oder spastische Hemiparese zusammengefaßt.

Bei ihm zeigt sich diese Seite aber nicht immer im spastischen Muster.

In Ruhe und Entspannung wirkt der Körper bei ihm auch insgesamt gleichseitig entspannt, was aber nicht bei jedem Patienten der Fall ist. Die Spastik zeigt sich bei D.P. erst in der Bewegung, also wenn er versucht, seine Muskulatur in irgendeiner Form dynamisch zu benutzen. Anfangs war sie besonders deutlich, wenn er stehen oder gehen wollte, oder seine Hand zum Greifen ausstreckte. Bei dieser Art von Spastik sind vorwiegend die Muskeln betroffen, die sowieso schon dauerhaft mehr Spannung aufbringen müssen, um die aufrechte Haltung zu ermöglichen.

Bei D.P. kam es in diesem Zusammenhang nicht zu einer Einschränkung seiner groben Kraft. Er kann auf seinem linken Bein stehen und sogar schwere Lasten mit seiner linken Hand tragen. Seine Stütz- und Haltefunktionen sind also durch die Spastik erhalten geblieben.

Seine Tonuserhöhung verhindert jedoch, daß er ganze Muskelketten gezielt anspannen kann, um differenziert Bewegungen auszuführen, das heißt, daß seine Hand keine feinkoordinativen Aufgaben lösen oder sein Bein nicht ganz lokker durchschwingen kann, wenn er geht. Bei zusätzlichen Tonuserhöhungen, die zum Beispiel durch Husten oder Gähnen hervorgerufen werden, zeigt sich die Spastik für D.P. unkontrollierbar und oft beängstigend. Seine gesamte Hand- und Armmuskulatur zieht unwillkürlich in die Beugung, und sein Bein beginnt sich kräftig zu strecken.

Später erlernte er dann immer besser, sich zu entspannen bzw. sich selbst zu hemmen. D.P. vermeidet heute also bestimmte Gelenkstellungen in Kombination, um das spastische Muster nicht auszulösen. Er spürte schnell, daß er wesentlich leichter feinkoordinative Aufgaben lösen konnte, wenn er versuchte, für kleine Bewegungen auch nur möglichst wenig Kraft aufzuwenden. Häufig konnte er seine Ergebnisse noch verbessern, wenn er sich innerlich entspannte und versuchte, möglichst mit wenig Erwartung – eher aus der Perspektive des Beobachters – an die Aufgaben heranzugehen.

Daraus wird auch deutlich, warum D.P. automatische Bewegungen aus dem Affekt heraus oft besser ausführen kann als solche, die er ganz bewußt und möglichst schnell abrufen möchte.

In der Therapie bedeutet dies, daß ich immer versuche, ihm Aufgaben zu stellen, die ihn spontan an Bewegungen erinnern. So bekommt er zum Beispiel über die Vorstellung, daß er seinen Hut zum Gruß abhebt oder seine Arme zum Auffangen seines Enkelkindes ausbreitet, plötzlich wieder Zugang zu diesen Bewegungen, und sie lassen sich ganz leicht ausführen.

Hingegen bereiten ihm Aufgaben, wie »Strecken Sie Ihren Arm!« oder »Beugen Sie Ihr Bein an!« nach wie vor Schwierigkeiten.

Meine Therapie muß also zu jeder Zeit realitätsbezogen konkret und für ihn sinnvoll nachvollziehbar sein.

Durch viele dieser spontan gezeigten, automatischen Bewegungen lernte ich D.P. viel besser kennen, denn oftmals war er selber von solchen Reaktionen überrascht und erzählte manche Geschichte, die mit der Bewegung zusammen in seiner Erinnerung plötzlich aufgetaucht und bewußt geworden war.

Für D.P. ist die Spastik auch heute noch ein im wesentlichen rein dynamisches Problem.

Bezug: Operation

Am Ende beschreibt D.P. ein Thema, über das wir später auch in der Therapiezeit viel diskutierten, da es sich immer wieder in den Vordergrund drängte: die Ungeduld.

Hier meine ich nicht nur seine – sondern natürlich auch meine eigene therapeutische – Ungeduld.

Ein Satz von D.P., der mich in diesem Zusammenhang berührte, war: »Der Mensch kann im Grunde mit jeder Situation fertig werden, wenn er nur genügend will!«

An unserer Ungeduld zeigt sich immer wieder, wieviel von diesem Wort eigentlich in uns allen steckt. Schwer ist es dann zu verstehen, daß der Schlaganfall auch gerade diesen so klaren, lebensbezeichnenden Satz plötzlich in ein ganz anderes Licht rückt.

D.P. kann jetzt offensichtlich viele Dinge nicht mehr, die er ganz sicher will.

In der Therapie stoßen wir immer wieder gerade an diese Grenze seiner Möglichkeiten, obwohl er weiß, daß ich weiß, daß er jede Aufgabe, die ihm gestellt wird, gerne lösen will.

Trotzdem erreichen wir immer wieder zusammen seine Geduldsgrenze, die sich bei ihm in Tonuserhöhung und natürlich nach Mißlingen einer bestimmten Bewegung in Enttäuschung äußert.

Für mich ist dieser Punkt eine schwere Aufgabe, denn durch seine Reaktion zeigt D.P. mir immer genau, ob ich in der Dosierung und Aufgabenstellung adäquat, das heißt seinen Möglichkeiten entsprechend genau angepaßt bin und war.

Gerade diese Balance in der Therapie, nicht zu über- aber auch nicht zu unterfordern, ist häufig sehr schwer zu realisieren. Genauso schwer ist es für Therapeuten, über die oft langen Therapiezeiten hinweg bei den häufig nur ganz geringen sichtbaren Erfolgen geduldig zu sein. Selbstzweifel und Frustration können die Arbeit mit dem Patienten behindern und trüben den Blick für realistische Therapieziele.

Für mich erscheint hier auch das Thema Lob erwähnenswert, das gerade bei der Behandlung von neurologischen Patienten an Wichtigkeit gewinnt.

In diesem Kapitel wird ganz besonders deutlich, wieviel Vergleich mit anderen Menschen, wieviel äußere Zuwendung D.P. benötigt, um Fort- bzw. Rückschritte bewußt zu erleben. Er zeigt es mir immer wieder, wenn er sich freudig darüber äußert, wenn ein Nachbar oder ein Familienmitglied ihn wegen sichtbarer Fortschritte angesprochen oder gelobt hatten.

Mir wurde klar, daß ihm seine kleinen Erfolge selbst eigentlich gar nicht deutlich bewußt sind. Dementsprechend sind sie für ihn also auch nicht oder nur wenig spürbar. Die Beurteilung von außen muß daher ein fehlendes Körpergefühl ersetzen bzw. unterstützen. Solches Lob sollte unbedingt realistisch und wahrheitsbezogen sein, um kein falsches Feedback zu geben.

D.P. beurteilt und vergleicht seinen Zustand oft mit dem vor dem Schlaganfall, und nicht mit dem vom vorigen Tag oder dem der letzten Behandlung. Mein Lob als Therapeutin ist somit für ihn fast immer völlig ohne Belang, vielleicht sogar eher hemmend oder irreführend, was motivierende oder aktivierende verbale Zuwendung natürlich nicht ausschließen darf.

Eine gelungene Bewegung oder eine erfolgreiche Handlung geben ihm aber eine viel deutlichere Rückmeldung, als es jedes Wort von mir vermag. Ich versuche D.P. daher wirklich nur dann zu loben, wenn das Bewegungsergebnis dies wirklich rechtfertigt. Nur so kann der Patient seine Sensibilität für den eigenen Körper realistisch zurückgewinnen.

Bezug: Reha

In diesem Kapitel werden von D.P. mögliche Auswirkungen eines Schlaganfalls angesprochen, unter denen er selbst zum Glück nur kurzzeitig oder kaum zu leiden hatte. Ein wichtiger Symptomkomplex wird fachlich unter dem Begriff Apraxie zusammengefaßt und erscheint mir hier noch unbedingt erwähnenswert. Man versteht darunter, daß ein Patient durch den Hirnschlag unfähig geworden ist, in zeitlicher und/ oder räumlicher Dimension zweckmäßig zu handeln, obwohl seine körperliche Beweglichkeit manchmal nur gering beeinträchtigt ist. Dies zeigt sich etwa, indem bei bestimmten komplexen Alltagsbewegungen (wie z.B. Ankleiden) bestimmte Abläufe fehlen, nur ansatzweise auftauchen oder verwechselt werden.

So ein Patient würde beispielsweise seine Schuhe schon zu Beginn des Ankleidens anziehen oder aber nur die Arme in die Pulloverärmel stecken, ohne das Kleidungsstück dann letzlich über den Kopf zu streifen. Häufig benötigen solche Patienten schon für die Vorbereitungen, etwa das richtige Hinlegen der Kleidung, immens viel Zeit, die uns Betrachter ungeduldig werden läßt und uns dazu verführt, helfend einzugreifen.

Manchmal wirken solche Störungen für Außenstehende so, als wäre der Patient einfach nur mit seinen Gedanken ganz woanders – eben hochgradig zerstreut –, ungeschickt bzw. unpräzise. Ähnlich verhält es sich mit einer Patientin, die sich zum Beispiel die Haare kämmt und die Bürste im Haupthaar hängen läßt, oder ein Patient zündet sich eine Zigarette an und steckt dann das Streichholz neben der Zigarette in den Mund.

Wie einschränkend und verwirrend diese Störungen für den Betroffenen selbst sind, wird hier nur ansatzweise erkennbar, doch sind es häufig die Apraxien, die eine Wiedereingliederung in das Berufsleben fast unmöglich machen. Man stelle sich nur vor, man könnte sich einfach nicht mehr daran erinnern, welches Kleidungsstück zuerst angezogen werden muß, oder ob man zuerst die Zahnpasta oder die Zahnbürste in den Mund stecken soll.

Die Auswirkungen solcher Apraxien auf ein selbständiges Leben sind gravierend. Dies erklärt auch, wie wichtig das besprochene 24-Stunden-Konzept für die Therapie ist, denn nur durch andauernde Wiederholung und Praxis kann ein Patient wieder lernen, Vorgänge in Zeit und Raum korrekt einzuordnen, ohne permanent auf Hilfe und Korrektur von Bezugspersonen angewiesen zu sein.

Abschließend für diesen Teil seien noch Störungen beim Schreiben, Rechnen, Lesen, in der Aufmerksamkeit und Konzentrationsfähigkeit, beim räumlichen Sehen usw. genannt.

D.P. hat selbst solche und ähnliche Störungen bei sich beobachtet und schon sehr früh bemerkt, daß sein einziger Weg aus der Krankheit nur die Therapie sein konnte.

In seiner Beschreibung taucht immer wieder das Wort *Bobath-Therapie* auf. Es ist sehr schwer für mich, wenn nicht gar unmöglich, diese umfassende neurologische Therapieform aus dem Bereich der Physiotherapie zu erklären, ohne den Umfang dieses Buches zu sehr anwachsen zu lassen.

Ich werde trotzdem versuchen, dieses Konzept mit meinen Worten so kurz wie möglich zu beschreiben. In der Bobath-Therapie wird versucht, den Menschen ganzheitlich zu sehen. Man behandelt also nicht nur einen gelähmten Arm oder einen herabhängenden Mundwinkel, sondern versucht, durch eine exakte Befundaufnahme herauszufinden, was der Patient noch kann und wo seine Schwierigkeiten liegen. Alles, was der Patient noch alleine kann, soll auch von ihm selbständig durchgeführt werden und daure es auch noch so lange. Unsere Hilfestellung soll immer nur dann einsetzen, wenn der Patient in der Lösung einer Aufgabe oder bei einer Bewegungsfolge etc. in Schwierigkeiten gerät. In seiner individuellen Problemlösung, in seiner Bewegung und im Planungsbereich wird der Patient also nur unterstützt, so daß er seine eigenen, ganz persönlichen Antworten finden kann. Die Bewußtmachung und Erfahrung dieser Wege ist wichtig, damit der Patient wieder lernt, wo er seinen Empfindungen trauen kann und welche Informationen seines Körpers durch die Krankheit plötzlich falsch geworden sind.

Beispiel:

Hat ein Patient das Gefühl für seine räumliche Körpermitte verloren, so muß ihm dieses zuerst einmal während der Therapie bewußt werden. Er muß also spüren, daß er alleine im Sitzen oder Stehen hilflos umfallen würde. Danach lernt er, wohin er seine Körperabschnitte bewegen muß, um wieder seine Mitte zu finden. Er spürt, wieviel Belastung seine betroffene Körperhälfte zum selbständigen Sitzen oder Stehen wirklich benötigt.

Bei Bewegungen ohne Hilfestellung durch den Therapeuten zeigt sich dann, wieviel Selbständigkeit schon möglich ist – und wo der Patient seinen Körper noch nicht richtig einordnen und belasten kann.

Alle Bezugspersonen müssen versuchen, dem Patienten Reize – Informationen zu vermitteln, die er benötigt, um die entstandenen Lücken in seinem Informationssystem wieder zu schließen.

Der Patient wird also seinen Möglichkeiten entsprechend

gefördert, um ihn möglichst schnell wieder in sein eigenes, von Hilfe unabhängiges Leben eingliedern zu können.

Vielleicht wird jetzt ein wenig deutlicher, warum D.P. nicht die erwarteten Liegestütze ausführen lernte, sondern zum Beispiel mit seinem Therapeuten zusammen entspannen übte. Erst durch die Regulierung seines Muskeltonus war es ihm plötzlich wieder möglich, längst verloren geglaubte differenzierte Bewegungen auszuführen.

Wie wenig Schmerz zu einer solchen Therapie dazugehört, hat D.P. treffend beschrieben. Unter Schmerz, aber auch bei Müdigkeit und fehlender Motivation kann niemand motorisch oder sensibel irgendetwas dazulernen. Aus diesem Grund wird auch versucht, die natürlichen Ruhe- und Schlafzeiten der Patienten bei der Festsetzung der Therapiezeiten zu berücksichtigen.

Der weit gesteckte Rahmen dieses Therapiekonzepts nach Bobath läßt viel Freiheit in der Auslegung und Interpretation seitens der Therapeuten. Patienten spüren sicher sofort die Individualität der Therapie, wenn die Behandler einmal wechseln müssen.

Wichtig finde ich persönlich, daß sich der Patient bei der Zusammenarbeit mit dem Therapeuten wohlfühlt. Bei extremen zwischenmenschlichen Schwierigkeiten erscheint mir ein Therapeutenwechsel daher durchaus sinnvoll, damit so eine möglichst vollständige Rehabilitation erreicht werden kann.

Bezug: Aus dem Gleichgewicht

Für mich wird von D.P in diesem Kapitel ein Thema angeschnitten, das mich schon immer ganz besonders interessiert hat. Er nennt den Themenkomplex häufig auch Depression, innere Spannung oder ein nicht mehr vorhandenes inneres Gleichgewicht.

All dies bezeichnet typische Schwierigkeiten, unter denen ein Schlaganfallpatient plötzlich zu leiden hat. Im Laufe seines Krankenhausaufenthaltes bemerkt er, daß sich sein ganzes Leben, sein Körper und damit auch sein Bezug zur gesamten Umwelt radikal verändert hat, ohne daß er sich dieses gewünscht hat. Die vorherigen Kapitel haben verdeutlicht, bis in welche intimen Bereiche des Lebens plötzlich Verunsicherung, Hilflosigkeit und leider oft auch Einsamkeit dringen. Ein sonst analytisch denkender, völlig unabhängiger Familienvater benötigt plötzlich Hilfe beim Anziehen, Essen, Aufstehen oder gar der Intimpflege.

Was das für das eigene Schamgefühl bedeutet und welche Überwindung es kostet, wird jeder nachvollziehen können, der einmal nach einer Operation nicht aufstehen durfte und nach der kalten Bettpfanne klingeln mußte. Jeder kennt dann auch die glückliche Freude, wenn man dann nach vielleicht drei Tagen endlich allein auf eine richtige Toilette gelangen konnte. Schlaganfallpatienten müssen sich aber häufig viel länger in hilfloser Lage arrangieren und sich mit manchen Dingen abfinden, die sie vorher mit Sicherheit für sich selbst abgelehnt hätten. Wen kann es da wundern, wenn angesichts dieser geballten Ladung Lebensveränderung der Patient sich außerhalb eines jeden emotionalen Gleichgewichts befindet, selbst wenn man von den rein neurologischen Störungen absieht.

Für Angehörige und auch das Pflege- und Therapiepersonal ist es oft schwer, mit den Verstimmungen, den Depressionen, den Angstgefühlen und den Aggressionen von Schlaganfallpatienten umzugehen. Nicht selten werden die Reaktionen der Patienten als der Situation nicht angemessen eingestuft, und ratlose Bezugspersonen blicken auf einen ebenfalls völlig ratlosen Patienten, der von seiner Reaktion selber erschreckt ist.

Man muß hier sicherlich auch noch einige andere Aspekte berücksichtigen.

Während eines Geprächs nimmt jeder Mensch von seinem Gegenüber unzählige Botschaften auf, so daß es gar nicht nur auf die eigentliche verbale Äußerung ankommt. Mimik, Gestik, Körperhaltung und Bewegung beeinflussen uns unbewußt und bestimmen, wie wir das eben Gehörte aufnehmen.

Patienten mit einer Gesichtsmuskellähmung, einer sogenannten Facialisparese, werden oft zu Unrecht als schlecht gelaunt, mürrisch oder gar desinteressiert eingestuft, weil sie durch das ungewollte Herabhängen eines Mundwinkels bzw. Augenlides von vornherein nicht freundlich oder gesprächsoffen lächeln können.

Manchen Patienten ist das Herauslaufen des Speichels durch die gestörte Mundmotorik und Wahrnehmung so peinlich, daß sie versuchen, dieses durch festes Zusammendrükken der Lippen zu verhindern. Wir empfinden das oft schon von vornherein als verbissen oder verkniffen und ohne sein willentliches Zutun sind wir dem Patienten gegenüber in unserer Gesprächsbereitschaft voreingenommen.

Die von Angehörigen und Therapeuten so gefürchteten Wutausbrüche von Schlaganfallpatienten lassen sich eigentlich auch ganz leicht nachvollziehen und verstehen.

Viele Therapeuten kennen aus ihrer Ausbildung Rollenspiele, in denen versucht wird, eine Hemiplegie zu imitieren. Bei dem Versuch, sich mit einer gespielten Halbseitenlähmung, das heißt mit nur einer Hand an- oder auszuziehen oder auch nur ein Stück Kuchen zu essen, ist jeder von uns schon nach wenigen Minuten aus der Haut gefahren oder hat schnell wieder beide Hände benutzt. Man stellt hier mit wachsender Frustration ganz schnell fest, welches unüberwindbare Hindernis jeder Reißverschluß darstellt. Jeder Knopf wird zum Feind.

Wer versteht da nicht, wenn ein Patient nach einem gut gemeinten »Na, Sie müssen das eben immer und immer wieder allein probieren!« nach dem x-ten Versuch, den Arm in einen Ärmel zu stecken, dann plötzlich ausrastet, brüllt, weint oder gar um sich schlägt?

Was ist schlimmer, als feststellen zu müssen, daß man selbst bei ganz winzigen Alltagskleinigkeiten vor schier unlösbaren Problemen steht und hilflos versagen muß. So mancher kann sich eine Fortsetzung des Lebens von diesem Moment an gar nicht mehr vorstellen.

Hier wird deutlich, wie notwendig eine gezielte Ausbildung des Personals auf neurologischen Stationen in Krankenhäusern, und wie wichtig die Aufklärung und Betreuung der Angehörigen ist.

Auch D.P. beschreibt seine emotionalen Berg- und Talfahrten sehr eindrucksvoll. Ihm ist dabei klar gewesen, daß nicht nur er unter den Folgen seines Schlaganfalls zu leiden hat, sondern auch seine Frau häufig sehr stark belastet war. Er beschrieb mir oft, daß er und seine Frau viele ausführliche Gespräche miteinander führen mußten und immer noch müssen, um sich gegenseitig zu verstehen und um Mißverständnisse aufzuklären.

Angehörige und Patienten neigen häufig zunächst eher zur Unterschätzung, was den Schweregrad des Symptomkomplexes nach dem Schlaganfall betrifft. Das führt für den Betroffenen dann nicht selten zu einer Überforderung im Alltag. Der Patient versucht dann mit erhöhter Anstrengung, den Anforderungen seines vorherigen Lebens gerecht zu werden und so den Erwartungen seiner Umwelt zu entsprechen. Gerade nach Rückkehr an den Arbeitsplatz kann dies zu einer immensen Überbeanspruchung führen, auf die dann psychische Störungen folgen können. In der Fachliteratur wird dieser Symptomkomplex unter dem Begriff psychische Reaktionsbildung beschrieben. Diese erschwert insgesamt eine Rehabilitation.

Auch bei D.P. führen Mißerfolge oder Enttäuschungen noch immer zu Frustration und Wutausbrüchen, nach denen für ihn viele bereits wieder gelernte Bewegungsabläufe wesentlich schlechter oder gar nicht mehr auszuführen oder abzurufen sind.

Inzwischen hat er jedoch gelernt, sich selber wieder zu entspannen und zu beruhigen, so daß die Phasen nur von relativ kurzer Dauer sind.

Das Wissen um diese Problematik und das Verständnis seiner Frau schienen mir bei ihm ein ganz wesentlicher Faktor zu sein, um so aus diesen Tiefen immer wieder aufzutauchen.

Schlußwort

Natürlich konnte ich nicht alle Symptome oder gar Probleme eines Hirninfarktes ansprechen, doch vielleicht hat dieses Buch einigen Leserinnen und Lesern geholfen, wichtige Antworten zu finden.

Anhand von D.P.'s Geschichte zeigt sich, daß ein Schlaganfall nicht nur die halbe Körperseite des Menschen verändert. Körper, Geist und Seele sind insgesamt betroffen, und der ganze Mensch ist aus dem Gleichgewicht, ein Wort, das meiner Meinung nach den Kern des Themas am besten trifft.

Vielleicht vermag es dieses Buch, neue Wege aufzuzeigen, Wege, die sich kein Patient vor seinem Schlaganfall jemals hätte vorstellen können. Und doch oft auch Wege der Freude über eine neue Chance.

Denn, wenn sich auch unser Blickwinkel verschiebt:

Das Leben ist und bleibt für uns alle unser letztes großes Abenteuer.

Kiel, im Dezember 1997 Stefanie Esan

Anhang

Medizinische Fachausdrücke

Angiographie:
röntg. Darstellung der Gefäße (Arterien/Venen/Lymphgefäße) nach Injektion eines Kontrastmittels. Fließt das Kontrastmittel durch die Blutgefäße, absorbiert es die Röntgenstrahlen so, daß sich die Adern abzeichnen. Jedes einzelne Bild kann dann digital gespeichert, im Computer verarbeitet und sofort auf dem Bildschirm gezeigt werden.

Aneurysma:
gr. = Erweiterung, umschriebene Erweiterung bzw. Ausweitung der Wand eines arteriellen Blutgefäßes einschließlich des Herzens.

Apoplektischer Insult:
synonym für Apoplexie, Schlaganfall, Gehirnschlag

Arteriosklerose:
umgangsspr. = Arterienverkalkung; krankhafte Veränderung der Arterien mit Verhärtung, Verdickung, Elastizitätsverlust, etc.

Computertomographie (CT):
Nutzt einen flachen Fächer aus Röntgenstrahlen, um Schnittbilder des Körpers zu erzeugen. Das Gewebe schwächt die Strahlen je nach seiner Dichte ab. Da Röntgenquelle und Sensoren den Patienten pro Bild einmal umrunden, werden alle Organe in der Schicht aus bis zu tausend Richtungen aufge-

nommen. Aus den empfangenen Signalen konstruiert ein Computer dann das Bild.

Dekubitus:
Wundliegen, das Sichdurchliegen des Kranken bei mangelhafter Gewebsernährung – häufig an Stellen, an denen Knochen der Haut unmittelbar anliegen, wie z.B. an den Fersen.

Embolie:
Verschleppung von körpereigenen oder -fremden Substanzen, die sich mit dem Blutplasma nicht einheitlich mischen. Sie werden mit dem Blutstrom im Körper transportiert, bis sie ein Blutgefäß verstopfen oder dort eingekeilt bleiben.

Hemiplegie:
Lähmung einer Körperseite

Karotis:
die große, zum Kopf führende Halsarterie

Magnetresonanz-Tomographie (MR), oder *Kernspin-Tomographie:*
Der Magnetresonanz-Tomograph erzeugt mit der äußeren seiner vier Magnetspulen ein starkes Feld und richtet Wasserstoff – Atomkerne im Körper aus. Diese werden dann mit einem Signal der Radiofrequenzspule umgekippt und antworten, wenn sie kurz darauf zurückklappen, mit Wellen derselben Frequenz. Die restlichen Magnetspulen erzeugen Raumkoordinaten im Feld, so daß der Computer berechnen kann, woher die Wellen gekommen sind. Er übersetzt die Daten in Grauwerte: Knochen sind dunkel, Knorpel dagegen hell und kontrastreich dargestellt.

Sonographie:
Impulsechoverfahren der Ultraschalldiagnostik. Hier erzeugen Keramik-Module im Schallkopf Ultraschallimpulse. Diese dringen durch eine spezielle Gelschicht zwischen Gerät und Haut in den Körper ein. Dort werden die Wellen an Grenzflächen zwischen unterschiedlich dichtem Gewebe, etwa an Knochen oder Haut, zum Teil zurückgeworfen. Stärke und Laufzeit der Echos verrechnet der Computer zu Grauwerten und kombiniert diese zum Ultraschallbild.

Stenose:
angeborene oder erworbene Verengung, Enge, Einengung von Hohlorganen oder Gefäßen.

Thrombose:
vollständiger oder teilweiser Verschluß von Arterien und Venen durch Blutgerinnung innerhalb eines Gefäßes.

Literaturhinweise

zum Thema »Schlaganfall« – ausgewählt –

Umfassende fachliche Information mit vielen weiterführenden Hinweisen bieten die Veröffentlichungen:

Hans-Christoph Diener und Horst-Christian Mäurer (Hrsg.):
Der Schlaganfall. Ursachen, Vorbeugung, die Behandlung im Krankenhaus, Rehabilitation und Rückkehr in den Alltag. Ratgeber für Patienten und Angehörige
Trias, Stuttgart 1991
ISBN 3-89373-148-2;

W. Steinke und M. Hennerici:
Schlaganfall,
Risiken mindern – Folgen lindern,
Wort & Bild Verlag, Baierbrunn 1996.

Zur ersten, kürzeren Information geeignet sind auch das knappe, für medizinische Laien geschriebene Taschenbuch von:

Hans-Christoph Diener:
Wie beuge ich dem Schlaganfall vor?
Informationen und Ratschläge
Piper, München 1994
ISBN 3-492-12088-1

sowie das Taschenbuch von:

Christian Zippel:
Schlaganfall
Ullstein, Frankfurt/M./Berlin 1994
ISBN 3-548-27807-8.

Zum Thema »physiotherapeutische Behandlung nach dem Konzept von K. u. B. Bobath« wird zur weiterführenden Lektüre empfohlen:

Patricia M. Davies:
Hemiplegie
Anleitung zu einer umfassenden Behandlung v. Patienten mit Hemiplegie, basierend auf dem Konzept von K. u. B. Bobath, Springer, Berlin/Heidelberg 1986
ISBN 3-540-12230-3.

Literarische Bearbeitungen des Phänomens »*Schlaganfall*« und seiner Folgen finden sich unter anderem in den Romanen:

Siegfried Lenz: *Der Verlust*
Hoffmann und Campe, Hamburg 1981
ISBN 3-455-04244-9;

Siegfried Lenz: *Die Auflehnung*
Hoffmann und Campe, Hamburg 1994
ISBN 3-455-04252-X.

Informationsbroschüren auch über die
Stiftung Deutsche Schlaganfall-Hilfe
Postfach 104, 33311 Gütersloh

Die Verfasser wollen mit diesem Buch einen Beitrag leisten zur Information über den Schlaganfall, zu dessen Diagnose, Prophylaxe und der Therapie der verheerenden Folgen dieser Erkrankung. Sie werden daher den ihnen zustehenden Anteil am Verkaufserlös den genannten Zwecken zufließen lassen.

Die Verfasser werben für eine Unterstützung der
STIFTUNG DEUTSCHE SCHLAGANFALL-HILFE
Postfach 104, 33311 Gütersloh
Kto.Nr. 50, BLZ 47880031, Dresdner Bank Gütersloh

Die Stiftung Deutsche Schlaganfall-Hilfe

»Sie träumen davon 100 Jahre alt zu werden – mit einem Schlag sind Sie wieder drei.« So beschreiben viele Opfer eines Schlaganfalls ihren plötzlichen Schicksalsschlag. Von einer Minute zur anderen ist in ihrem Leben nichts mehr so wie vorher. Vor allem brauchen sie für viele Monate, manchmal ihr ganzes weiteres Leben Hilfe von Angehörigen oder Pflegepersonen. Nach einer Statistik werden nur 23 % aller Schlaganfallopfer wieder völlig gesund, 30 % benötigen dauerhafte Hilfe, 16 % müssen sogar in Pflegeheimen leben. Oft sind nicht nur die Betroffenen selbst auf Unterstützung angewiesen, sondern auch ihre Angehörigen.

Über 200.000 Bürger erleiden jährlich einen Schlaganfall infolge einer plötzlichen Durchblutungsstörung im Gehirn. Jeder Fünfte der Betroffenen stirbt. Alarmierende Zahlen, die den Schlaganfall als die dritthäufigste Todesursache in Deutschland ausweisen. Trotz dieser gravierenden Lage hatte der Schlaganfall bis vor einiger Zeit keine Lobby. Dagegen anzugehen hat sich die 1992 gegründete Stiftung Deutsche Schlaganfall-Hilfe zum Ziel gesetzt. Sie will das vorhandene Informationsdefizit der Bevölkerung beheben und den Schlaganfall mit seinen tückischen Folgen bekämpfen.

In der gemeinnützigen Stiftung haben sich – unter der Schirmherrschaft ihrer Gründerin Liz Mohn – erfahrene Forscher und Ärzte/innen zusammengefunden, um der folgenschweren Erkrankung entgegenzutreten. Denn jährlich könnten etwa 100.000 Schlaganfälle verhindert und das Leben von etwa 40.000 Menschen gerettet werden, wenn Warnsignale ernstgenommen, Verengungen der Halsschlagader früh erkannt und sofort geeignete Therapiemaßnahmen eingeleitet würden.

Mit der Entstehung der Stiftung Deutsche Schlaganfall-Hilfe wurde eine europaweit große Lücke in der Stiftungslandschaft geschlossen. Während für fast alle großen Krankheitsgruppen bereits Stiftungen etabliert waren, existierte für den Schlaganfall noch keine große Organisation.

In der ersten Zeit ihres Bestehens leistete die Stiftung wichtige Aufbauarbeit. Dazu zählte in erster Linie die Aufklärung der Bevölkerung über den Schlaganfall, seine Prävention, Behandlung und Rehabilitation. Hierzu entwickelte die Stiftung Broschüren und Faltblätter.

Bundesweit wurde inzwischen ein Netz von Regionalbeauftragten geschaffen. Dabei handelt es sich um Schlaganfall-Spezialisten, die Betroffenen und Angehörigen mit Rat und Hilfe zur Seite stehen. Zum Netz der Hilfe gehören auch über 150 Selbsthilfegruppen, die von der Stiftung betreut werden.

Ein wichtiger Punkt bei der Information der Bevölkerung waren und sind auch die Arzt-/Patientenseminare, die bundesweit regelmäßig von den ärztlichen Regionalbeauftragten der Stiftung durchgeführt werden.

Ein wichtiges Vorhaben der Stiftung Deutsche Schlaganfall-Hilfe ist die Förderung der Wissenschaft zum Nutzen der Betroffenen. Über alle Disziplinen hinweg sollen Ärzte/innen, Therapeuten, Reha-Spezialisten, Krankenhausexperten, Vertreter der Krankenkassen und Rentenversicherungen nach Verbesserungen und unkonventionellen Lösungen suchen. Dafür setzt sich die Stiftung Deutsche Schlaganfall-Hilfe unter anderem auch auf Kongressen und Symposien ein. 1995 hat die Stiftung erstmals einen Wissenschaftspreis ausgeschrieben, der für besondere Leistungen im Bereich der Erforschung von Krankheitsursachen, diagnostischer Verfahren und der Therapien von Hirngefäßerkrankungen verliehen wird.

Grundsätzlich wird bei der Stiftungsarbeit großer Wert auf den

Kontakt zur Praxis gelegt. Ein bezeichnendes Beispiel dafür ist die erste Schlaganfall-Station an der Universität in Essen. Die Spezialstation ist seit Oktober 1994 in Betrieb. Ziel dieser Schlaganfall-Station ist es, in fachübergreifender Zusammenarbeit von Neurologen, Internisten und Röntgenärzten so schnell wie möglich die Ursache eines Schlaganfalles festzustellen. Damit kann dann rasch die richtige Therapie einsetzen und die optimale Überwachung gewährleistet werden. Des weiteren erfolgt eine enge klinische und apparative Überwachung, intensive Pflege und früh einsetzende Krankengymnastik, Sprachtherapie und Ergotherapie. Damit sollen Folgeschäden begrenzt und komplizierende Begleiterkrankungen verhindert werden.

Inzwischen konnten über 20 derartiger Schlaganfall-Stationen in Deutschland geschaffen werden. Die meisten Patienten können zwei bis drei Tage nach Einleitung der intensiven Diagnostik und Therapie auf neurologische Allgemeinstationen, Intensivstationen oder eine Frührehabilitation verlegt werden. Die Anzahl der Todesopfer durch Schlaganfall sinkt in solchen Stationen um fast 30 %, und bedeutend weniger Patienten müssen später in Pflegeheime eingewiesen werden.

Wenn Sie weitere Informationen wünschen oder Fragen haben, wenden Sie sich bitte an:

Stiftung Deutsche Schlaganfall-Hilfe
Postfach 104
33311 Gütersloh
Tel.: 0 52 41 – 97 70 - 0
Fax: 0 52 41 – 70 20 71
www.Schlaganfall-Hilfe.de